Springer-Verlag Berlin Heidelberg GmbH

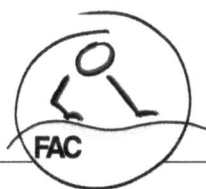

Manuelle Therapie

Lehrmaterialien für den Unterricht an

Physiotherapie - Schulen

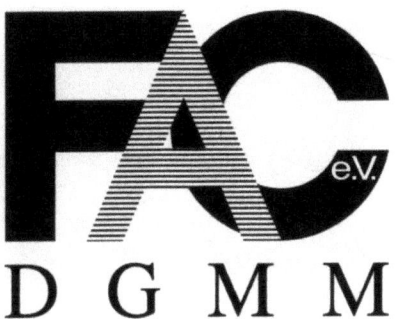

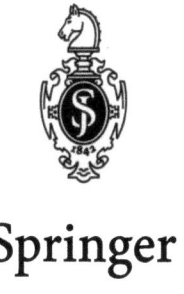

Springer

Manuelle 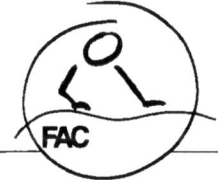 Therapie

Herausgegeben von:	M. Psczolla Dr.med., 1. Vorsitzender des Ärzteseminars Hamm-Boppard (FAC) e.V. der Deutschen Gesellschaft für Manuelle Medizin
In Zusammenarbeit mit:	T. Graf-Baumann Prof.Dr.med., Hauptgeschäftsführer und wiss. Koordinator des Ärzteseminars Hamm-Boppard (FAC) e.V. der Deutschen Gesellschaft für Manuelle Medizin
	R. Gustavsen Physiotherapeut, Fachlehrer der FAC
	C. Haase Physiotherapeutin, Leiterin der PT-Schule Bad Abbach, Fachlehrerin der FAC
	B. Pscherer Physiotherapeutin, Fachlehrerin der FAC
	R. Streeck Physiotherapeutin, Fachlehrerin der FAC
Layout:	M. Graf-Baumann H. Kokemohr B. Pscherer M. Stichling

Die Deutsche Bibliothek - CIP-Einheitsaufnahme
Manuelle Therapie: Lehrmaterialien für den Unterricht an Physiotherapie-Schulen
Hrsg.: Matthias Psczolla. Unter Mitarb. von T. Graf-Baumann .... - Berlin; Heidelberg; New York; Barcelona;
Budapest; Hongkong; London; Mailand; Paris; Santa Clara; Singapur; Tokio: Springer, 1997
ISBN 978-3-642-47769-0   ISBN 978-3-642-59156-3 (eBook)
DOI 10.1007/978-3-642-59156-3

Dieses Werk ist urheberrechtlich geschützt. Die dadurch begründeten Rechte, insbesondere die der Übersetzung, des Nachdrucks, des Vortrags, der Entnahme von Abbildungen und Tabellen, der Funksendung, der Mikroverfilmung oder der Vervielfältigung auf anderen Wegen und der Speicherung in Datenverarbeitungsanlagen, bleiben, auch bei nur auszugsweiser Verwertung, vorbehalten. Eine Vervielfältigung dieses Werkes oder von Teilen dieses Werkes ist auch im Einzelfall nur in den Grenzen der gesetzlichen Bestimmungen des Urheberrechtsgesetzes der Bundesrepublik Deutschland vom 9. September 1965 in der jeweils geltenden Fassung zulässig. Sie ist grundsätzlich vergütungspflichtig. Zuwiderhandlungen unterliegen den Strafbestimmungen des Urheberrechtsgesetzes.

© Springer-Verlag Berlin Heidelberg 1997
Ursprünglich erschienen bei Springer-Verlag Berlin Heidelberg New York 1997

Die Wiedergabe von Gebrauchsnamen, Warenbezeichnungen usw. in diesem Werk berechtigt auch ohne besondere Kennzeichnung nicht zu der Annahme, daß solche Namen im Sinne der Warenzeichen- und Markenschutzgesetzgebung als frei zu betrachten wären und daher von jedermann benutzt werden dürften.

SPIN: 10539239   19/3133 - 543210 - Gedruckt auf säurefreiem Papier

Inhaltsverzeichnis

Einleitung	4
Definitionen	5
Gelenkmechanik	9
Checklisten	23
Techniken	25
• Inspektion und Palpation Hand	26
• Inspektion und Palpation Ellenbogen	44
• Inspektion und Palpation Schulter und Schultergürtel	50
• Inspektion und Palpation Fuss	61
• Inspektion und Palpation Knie	73
• Inspektion und Palpation Hüfte	79
• Inspektion und Palpation LBH / ISG	84
• Inspektion LWS	89
• Inspektion und Palpation LWS	91
• Inspektion und Palpation BWS	94
• Inspektion und Palpation Rippen	97
• Inspektion und Palpation HWS	98
Literatur zur Manuellen Medizin / Therapie	101

Einleitung

Liebe Schülerin, lieber Schüler,

Dieses Lehrbuch soll Ihnen ein Begleiter durch Ihren Unterricht in Manueller Therapie sein und dazu dienen, den Kursstoff in der Schule und zu Hause nachzuvollziehen.

Zum Aufbau dieses Heftes:

Zunächst wollen wir Sie mit den heute gültigen Definitionen und Standards manualtherapeutischer Verfahren bekannt machen, wie sie 1992 im Konsens aller Seminare der Deutschen Gesellschaft für Manuelle Medizin festgelegt wurden.

Daran beteiligt waren auch die manualmedizinischen Gesellschaften Belgiens, Holland, der Schweiz und Österreich, eingeflossen sind auch Standards der physiotherapeutischen Fachverbände.

Anschließend erklären wir Ihnen die Grundlagen der Gelenkmechanik aus manualtherapeutischer Sicht.
Die Beschreibungen der einzelnen Gelenktechniken sind nur exemplarisch zu sehen, da es bei Ihren Patienten immer wieder notwendig ist, die Grifftechnik zu modifizieren, um auf strukturelle oder pathologische Veränderungen eingehen zu können.

Entscheidend ist, daß Sie das Prinzip der Technik lernen, welches Sie dann auf den Alltag Ihres Behandlungsspektrums übertragen müssen.

Das hier vorliegende Lehrkonzept der FAC ist von Ärzten und Physiotherapeuten in langjähriger Arbeit entwickelt, erprobt und immer wieder verbessert worden.

Da die Manuelle Therapie von Ärzten verordnet wird, lernen Sie hier die Grundlagen, die für die Weiterbildung in den Kursen der Deutschen Gesellschaft für Manuelle Medizin erforderlich sind.

Das Zertifikat in MT nach erfolgreichem Abschluß dieser Kurse ermöglicht Ihnen später die Erbringung und Abrechnung der entsprechenden Gebührenpositionen.

Ihre Lehrer werden mit Ihnen den Lernstoff erarbeiten und praktisch einüben.

Definitionen

Manuelle Medizin als Behandlungsmethode

Die Manuelle Medizin befaßt sich im Rahmen der üblichen diagnostischen und therapeutischen Verfahren mit **reversiblen** Funktionsstörungen am Haltungs- und Bewegungssystem.

Sie benutzt dabei alle manuellen diagnostischen und therapeutischen Techniken an der Wirbelsäule und an den Extremitätengelenken, die zur Auffindung und Behandlung dieser Störungen dienen.

Grundlage sind die auch Ihnen bekannten Untersuchungs- und Therapieverfahren, die durch spezielle manualmedizinische Methoden ergänzt werden.

Wir unterscheiden Struktur- und Funktionsstörungen, die mit unterschiedlichen Techniken untersucht werden.

Die Struktur selbst ist einer großen Variabilität unterworfen, so daß wir prüfen müssen, ob es sich noch um einen Normalbefund, eine natürliche Degeneration oder schon um eine atypische Strukturzerstörung handelt.

In vielen Fällen jedoch handelt es sich um Funktionsstörungen, die mit Verlust des joint play, der neuromuskulären Steuerung oder der Koordination einhergehen.

Irreversible Strukturzerstörungen aufgrund morphologischer oder pathomorphologischer Veränderungen sind kein Behandlungsziel manualtherapeutischer Methoden!

Für Ihre Notizen während des Kurses...

Manuelle Medizin

Besteht aus:
manueller Diagnostik (Synonym: **Chirodiagnostik**) und manueller Therapie (Synonym: **Chirotherapie**).

Manuelle Diagnostik

Funktions- und Strukturanalyse des Bewegungssystems (Suche nach Ort und Art der Funktionsstörung).

Manuelle Therapie

Der an Physiotherapeuten delegierbare Anteil der Manuellen Therapie.
Er umfaßt die gesamte Palette der Untersuchungstechniken an der Wirbelsäule und den Extremitätengelenken.

Die verschiedenen Behandlungstechniken schließen aus berufs- und haftungsrechtlichen Gründen in Deutschland manipulative Eingriffe an der Wirbelsäule durch Physiotherapeuten aus, da diese Behandlungstechniken ärztliche Heileingriffe sind, die mit aufklärungspflichtigen Risiken einhergehen und spezielle medizinische Kenntnisse voraussetzen u.a. auch in der primären Notfallversorgung bei möglichen Zwischenfällen.

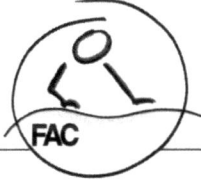

Behandlungstechniken der manuellen Therapie

- Weichteiltechnik
- Mobilisation
- Manipulation der Extremitätengelenke
- Muskuläre Techniken

Die Indikation zur Anwendung einer bestimmten Technik hängt vom Befund ab.

Primäre Gelenkstörungen werden mit Gelenktechniken behandelt.

Die Anwendung einer bestimmten Muskeltechnik hängt vom muskulären Befund ab.

Neben lokalen oder generalisierten Verspannungen (Hypertonus) unterscheiden wir reflektorische Verkürzungen gegenüber der strukturell reversiblen Verkürzung.
Daneben gibt es noch die strukturell irreversible Verkürzung, die nicht wesentlich mit unseren Methoden beeinflußbar ist.

Die muskulären Techniken werden auch als neuromuskuläre Techniken (NMT) bezeichnet.

Sie umfassen Behandlungen der Muskulatur und/oder Mobilisation der Gelenke unter Ausnutzung der neurophysiologischen Mechanismen wie Entspannung und Dehnung.

NMT I: Aktive Entspannung
NMT II: Postisometrische Relaxation
NMT III: Reziproke Hemmung

Stabilisierende neuromuskuläre Therapien werden Sie auch in anderen Verfahren, wie z.B. PNF wiederfinden, die sich ausgezeichnet mit Gelenk- und Muskeltechniken kombinieren lassen.
Die entsprechenden Weichteiltechniken erlernen Sie während Ihrer Ausbildung.

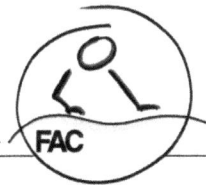

Chiropraktik

Handgrifftechnik, die von Nichtärzten mit unterschiedlicher Ausbildung ausgeübt wird, bei uns in Deutschland von Heilpraktikern.

Sie ist keine Manuelle Therapie nach unseren medizinischen Standards und nach der Gebührenordnung nicht abrechenbar!

(In den USA, Australien und weiteren Ländern wird zum «Doktor der Chiropraktik» ausgebildet.)

Osteopathie

Verschiedene Techniken, die als craniosacrale, viscerale und parietale Osteopathie bezeichnet werden.

Die Manuelle Medizin leitet sich historisch aus der parietalen Osteopathie ab, hat sich aber in der Biomechanik und Therapieform in Anlehnung an medizinische Standards und Erfordernisse weiterentwickelt.

Osteopathen

1. Ärzte, die im Rahmen ihres Medizinstudiums obligat Manuelle Medizin erlernt haben (als solche offiziell nur in den USA).

2. Nicht ärztlich ausgebildete Absolventen von privatrechtlichen Schulen für Osteopathie in Europa (z.B. in Belgien, England, Frankreich).

Obwohl sich die Manuelle Medizin aus Quellen der Osteopathie speist, läßt die Vielzahl von Methoden keine Anerkennung dieser Therapieform nach unseren medizinischen Standards zu.

Sie ist nach den geltenden Gebührenordnungen derzeit nicht abrechenbar.

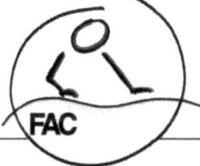

Gelenkmechanik

Anguläre Bewegung

Die manualtherapeutische Gelenkmechanik geht von den allgemeinen Regeln der Mechanik aus und erweitert diese.

Je ein konvexer und konkaver Gelenkkörper bilden mit allen umgebenden Strukturen wie Kapseln, Ligamenten, Muskeln und Gefäßen ein Gelenk.
Ausnahmen dieser Regel bilden das Atlantoaxialgelenk und das laterale Kompartment der Tibia. Hier treffen bikonvexe Gelenkflächen aufeinander.

An der Wirbelsäule hat Junghanns den Begriff des Bewegungssegmentes, des „Arthron" geprägt, es besteht aus „Materie, Energie und Steuerung".
Entscheidend ist, bei jedem Gelenk auch die neurophysiologischen Vorgänge mit einzubeziehen.

Die anguläre Bewegung eines Gelenkes setzt sich aus einer bestimmten Kombination von Roll- und Gleitbewegungen zusammen.

Je nach Winkelgrad und Achsenverschiebung ist das Verhältnis unterschiedlich.
Bandführung und Muskulatur gewährleisten durch die Steuerung die intakte Gelenkfunktion.

Rollen - Gleiten

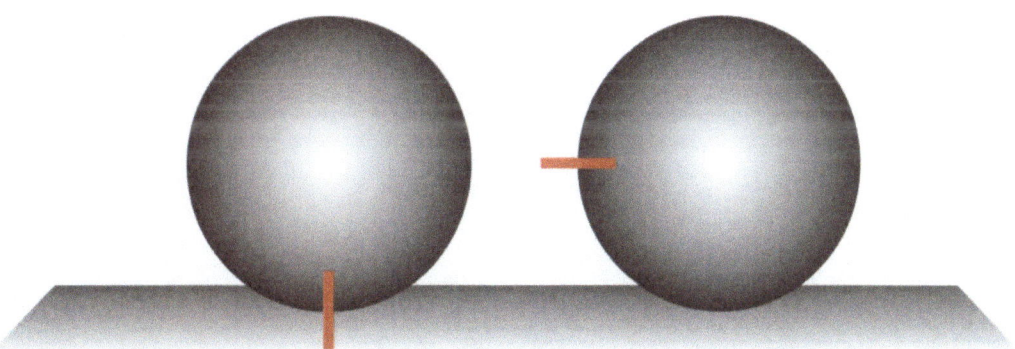

Beim Rollen zeigt die Achse einen Weggewinn.

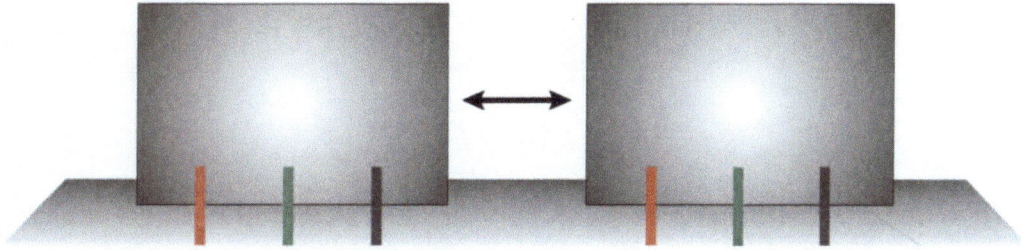

Die Gleitbewegung ist abhängig von der Reibung.

Die normale anguläre Bewegung ist eine ständige Kombination von Rollen und Gleiten, welche durch passive Strukturen wie Kapseln und Bänder geführt wird.
Die aktive Steuerung erfolgt durch die muskuläre Synergie.

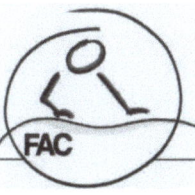

Manuelle   Therapie

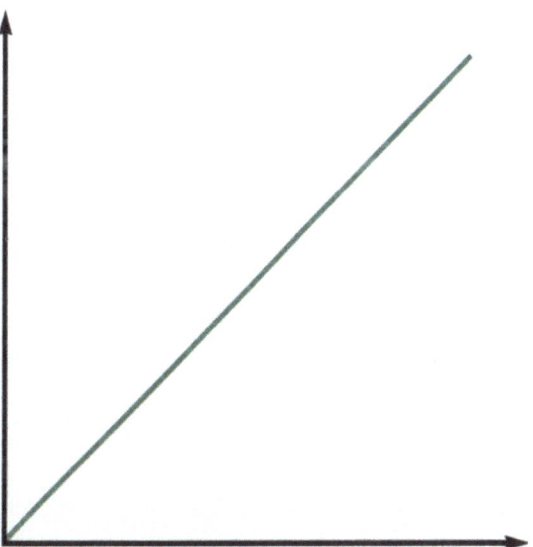

Beim normalen Gelenk ist die Roll - Gleitbewegung gleichförmig.

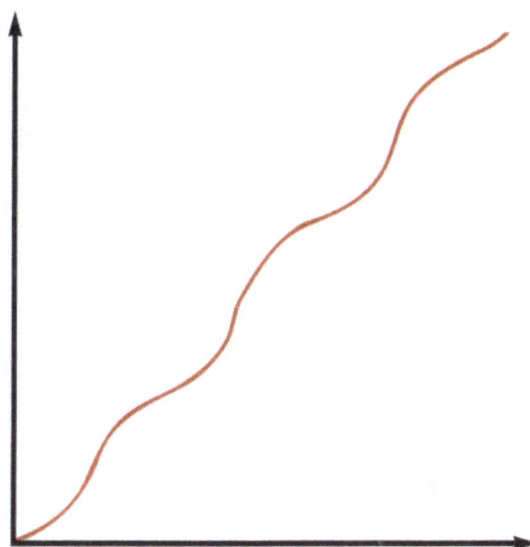

Bei arthrotischen Veränderungen oder Instabilitäten ist diese Bewegung gestört.

Manuelle 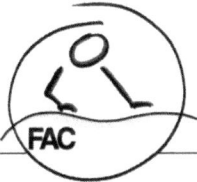 Therapie

Translation

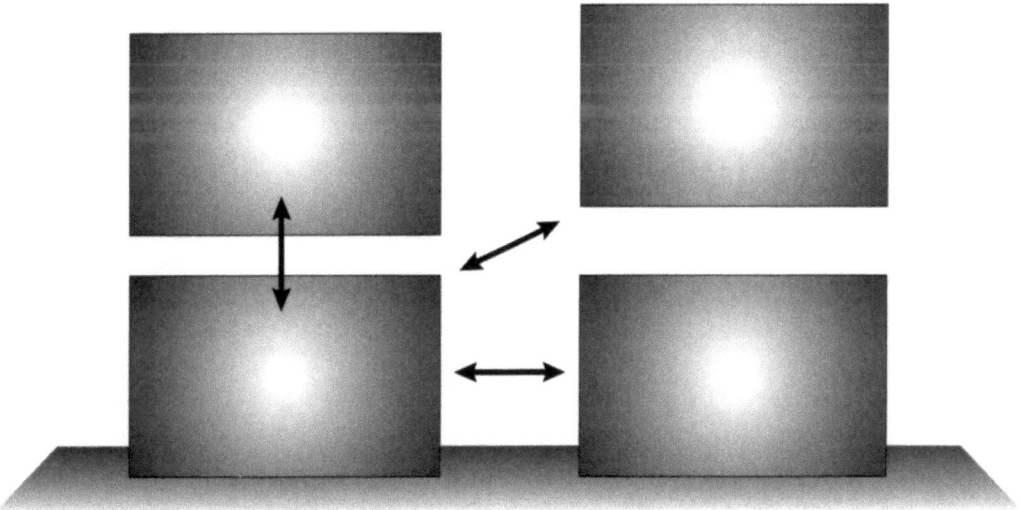

Dieser Begriff ist eine Spezialität der Manuellen Therapie.

Die Definition der Translation lautet: Verschiebung aller Massenpunkte auf parallelen Geraden um gleichlange Strecken.

Gelenke werden nicht angulär, sondern translatorisch bewegt.

Behandlungsebene - Tangentialebene

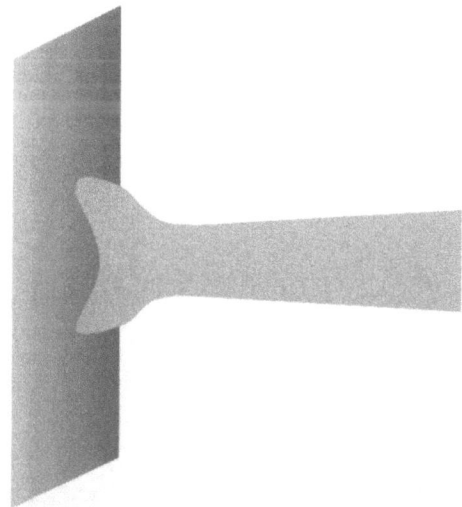

Sie wird an der konkaven Gelenkfläche tangential angelegt. Aus der Stellung dieser Ebene im Raum ergibt sich die jeweilige Richtung der Tangentialbewegung.

Traktion

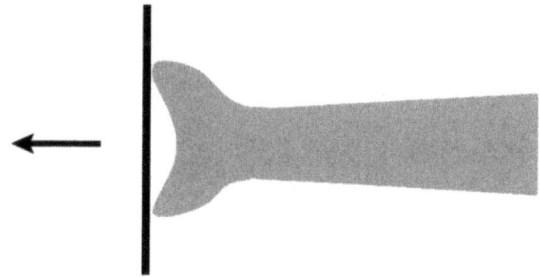

Die Traktionsbewegung erfolgt immer senkrecht zur Behandlungsebene.
Die gegenläufige Bewegung ist die Kompression, die als Provokations- und Schmerztest anwendbar ist.

Translatorisches Gleiten

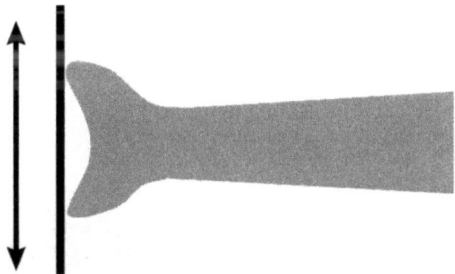

Das translatorische Gleiten erfolgt immer parallel zur Behandlungsebene.
Es kann in verschiedene Richtungen erfolgen.

Lösen - Straffen - Dehnen

- bezeichnet die Stufen des translatorischen Gleitens.
- erfolgt immer senkrecht oder parallel zur Behandlungsebene.

Die Qualität und Quantität dieser Bewegungen wird in den „Checklisten" beschrieben.

Endgefühl

Strukturabhängiges Ende der passiven Bewegungen oder der translatorischen Bewegung.
Es hat verschiedene Qualitäten:

- weich-elastisch = Muskelstop
- fest-elastisch = Bänderstop
- hart-elastisch = Knorpelstop
- hart unelastisch = Knochenstop

Aus der Beurteilung des Endgefühls ergibt sich die Indikation oder Kontraindikation zur Behandlung.

Gelenkspiel (joint-play)

Passiv überprüfbares Verhalten des Gelenkes im Sinne der Traktion, des translatorischen Verschiebens der Gelenkfläche und der Beurteilung der Endbeweglichkeit (joint-play).

Ziel der manualtherapeutischen Befunderhebung ist die Prüfung des joint-play, da sich hieraus die Indikation oder Kontraindikation zur Behandlung eines Gelenkes ergibt.

Konkav - Konvex - Regel

Sie bedeutet, daß bei der Gelenktechnik immer ein Partner fixiert wird und der andere Partner sich bewegt.
Je nach fixiertem oder bewegtem Partner wird bei eingeschränkter angulärer Bewegung die Behandlungsrichtung aus der Behandlungsstellung heraus gewählt.

Konkavgleiten:

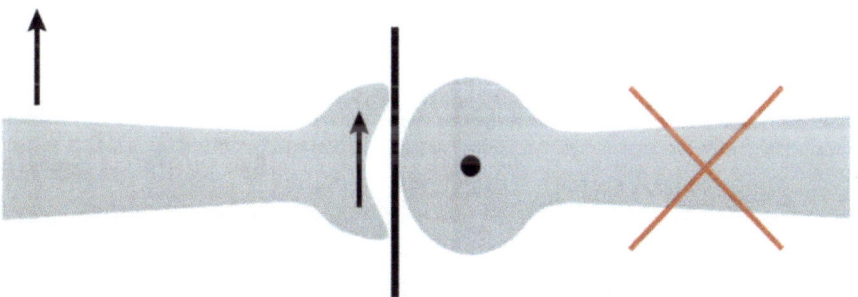

Der konvexe Partner wird fixiert:
Der konkave Gelenkpartner gleitet translatorisch aus der Behandlungsstellung in die gleiche Richtung, in die die Bewegung des konkaven Gelenkpartners im Raum eingeschränkt ist.
Beachten Sie, daß die Behandlungsebene bei Einstellung der Behandlungsstellung mit dem konkaven Gelenkanteil wandert!

Konvexgleiten:

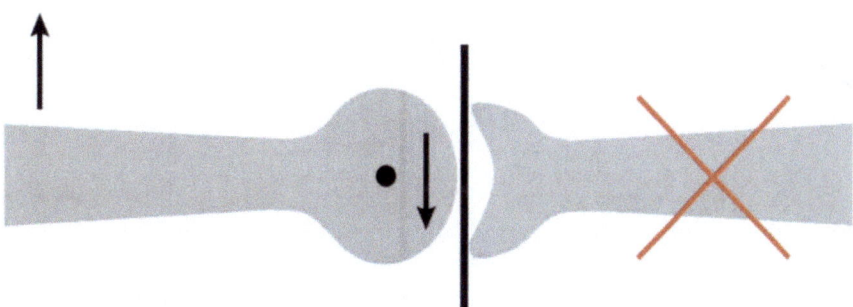

Der konkave Partner wird fixiert:
Der konvexe Gelenkpartner gleitet translatorisch aus der Behandlungsstellung in die entgegengesetzte Richtung, in die die Bewegung des konvexen Gelenkpartners im Raum eingeschränkt ist.
Beachten Sie, daß die Behandlungsebene immer gleich bleibt, da der konkave Gelenkanteil fixiert ist.

Aktive Bewegung

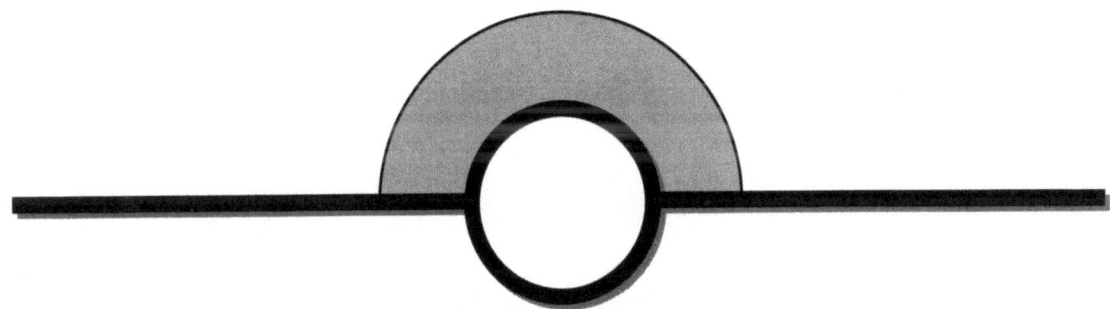

Bewegung eines Gelenkes innerhalb der Neutralzone.

Passive Bewegung

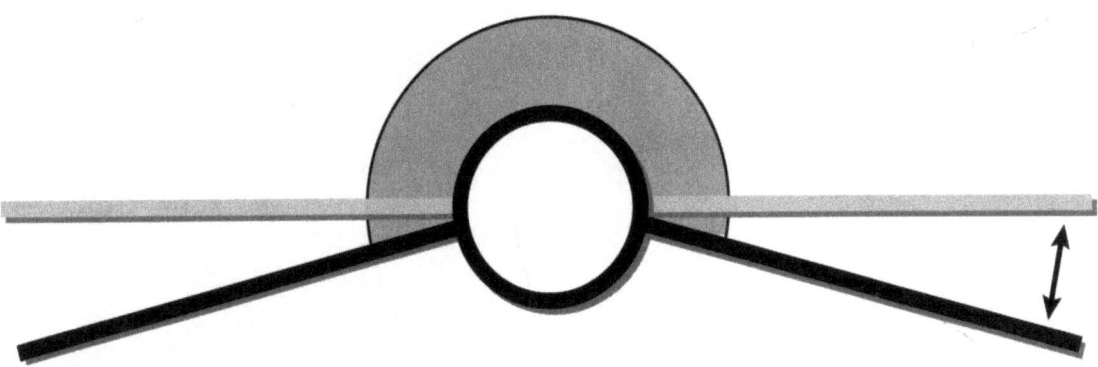

Bewegung eines Gelenkes bis an das Ende der elastischen Zone.

Entscheidend ist, daß diese Endstrecke einer Gelenkbewegung vorhanden ist, da sich in ihr die wesentlichen neurophysiologischen Meßvorgänge abspielen, die ein Gelenk vor Überlastung schützen.

Ruhestellung - Pathologische Ruhestellung

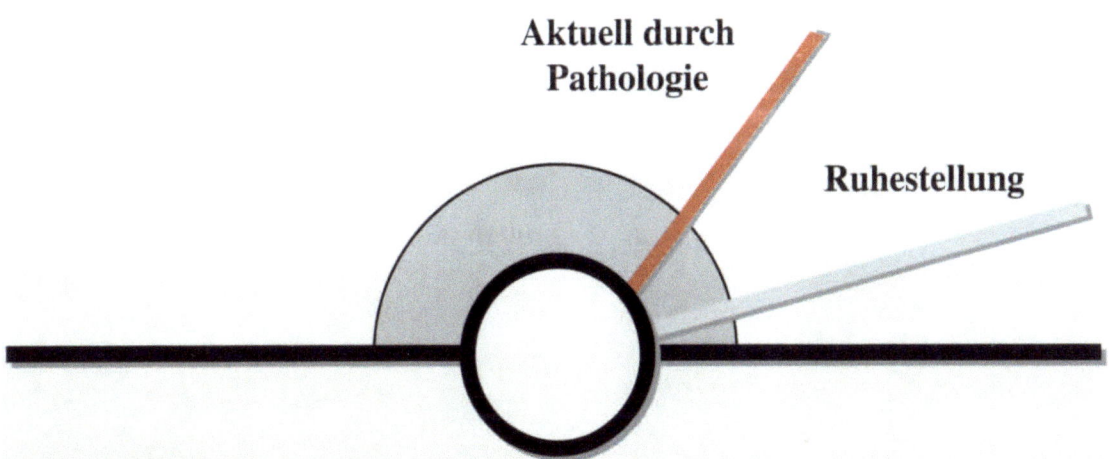

Bei der Ruhestellung eines Gelenkes hat dieses seinen größten Gelenkinhalt. Kapsel- und Bandstrukturen sind weitgehend entspannt. Muskulär befinden sich Agonisten und Antagonisten im Gleichgewicht.

Bei pathologischen Struktur- oder Funktionsveränderungen nimmt das Gelenk eine neue Ruhestellung, die „aktuelle Ruhestellung" ein, bei der die Nozizeption am geringsten ist.

Stellung eines Gelenkes zur Behandlung

Beim pathologisch veränderten Gelenk führen wir zunächst zur Schmerzlinderung eine Traktion der Stufe 1-2 in aktueller Ruhestellung durch.

Wenn dies zu einer Schmerzlinderung führt, gehen wir dann in die jeweilige Behandlungsstellung an das Ende der aktiven Bewegungsbahn, um Traktion und translatorisches Gleiten in den Stufen 2+3 durchzuführen.

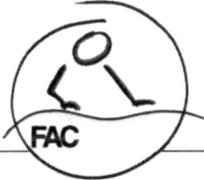

Verriegelte Stellung

Die Stellung eines Gelenkes, in der durch möglichst großen Gelenkflächenkontakt und Spannung des Weichteilmantels die Beweglichkeit des Gelenkes in der Behandlungsrichtung maximal eingeschränkt ist.

Die verriegelte Stellung wird benutzt, um bei intaktem Gelenk über dieses Gelenk eine Therapie auf andere Gelenke auszuüben. Bei der Hüfttraktion erfolgt die Traktion an der distalen Tibia und Fibula über das in Streckstellung verriegelte Knie.

Probebehandlung - Probezug

Jeder mobilisierenden oder manipulativen Behandlung muß eine Überprüfung auf Schmerzreaktion oder Spannungserhöhung der Muskulatur beim therapeutischen Griff vorausgehen, um Kontraindikationen auszuschließen.

Artikuläre Dysfunktion

Die artikuläre Dysfunktion ist eine Abweichung von der normalen Gelenkfunktion im Sinne der Hypo- oder Hypermobilität.

Die reversible segmentale oder peripher-artikuläre Dysfunktion ist Gegenstand der Manuellen Medizin.

Der Begriff ersetzt heute weitgehend den der Blockierung (siehe nächste Seite).

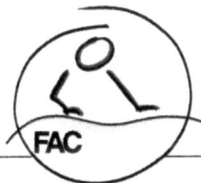

Blockierung

Bisher gebräuchliche Bezeichnung für reversible hypomobile artikuläre Dysfunktion innerhalb des physiologischen Bewegungsraumes mit eingeschränktem oder fehlendem Gelenkspiel (joint-play).

Die Blockierung kann eine oder mehrere Bewegungsrichtungen betreffen (z.B. Konvergenz oder Divergenz im Bereich der Wirbelsäule).

Synonym der artikulären Dysfunktion und ihrer reflektorischen Auswirkungen

- Somatomotorischer Blockierungseffekt (Brügger)
- Spondylogenes Reflexsyndrom (Sutter)
- Somatic dysfunction

Fehlinterpretation der artikulären Dysfunktion

- Chiropraktische Subluxation
- Wirbelverrenkung
- Herausgesprungener Wirbel
- Wirbelfehlstellung

Normmobilität

Normale physiologische Mobilität gemäß der Konstitution, des Geschlechts und des Alters. Jeder Mensch hat eine spezifische Normmobilität, nach der sich unsere Beurteilung richten muß.

Hypomobilität

Eingeschränkte Gelenkbeweglichkeit durch strukturelle und/oder funktionelle Veränderung an den Gelenkflächen oder Weichteilmantel.

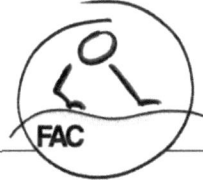

Hypermobilität

Vermehrte Gelenkbeweglichkeit durch angeborene oder erworbene strukturelle oder funktionelle Abweichung an den Gelenkflächen oder im Weichteilmantel.

Instabilität

Pathologisch vermehrtes Gelenkspiel mit Erweiterung der Neutralzone und Insuffizienz des Bewegungsleitsystems.

Nullstellung

Ausgangsstellung für die Messung des Bewegungsausschlages (nach der Neutral-O-Methode)

Nutation - Gegennutation

Nutation:
- Bewegung der Sakrum-Basis nach ventral und kaudal.
- Bewegung des Occiput in die Inklination.

Gegennutation:
- Bewegung der Sakrum-Basis nach dorsal und kranial.
- Bewegung des Occiput in die Reklination.

Konvergenz - Divergenz - Bewegung (im Wirbelbogengelenk)

Konvergenz:
- Zunehmender Gelenkflächenkontakt durch Ineinandergleiten der Gelenkflächen.

Divergenz:
- Verminderung des Gelenkflächenkontaktes durch Auseinandergleiten der Gelenkflächen.

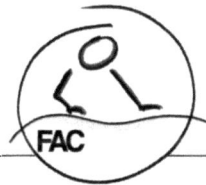

Begleitbewegungen (coupled pattern)

In einzelnen Bewegungssegmenten der Wirbelsäule ist jeweils die axiale Rotation und die Lateralflexion miteinander gekoppelt.

Die Begleitbewegungen sind bereichsspezifisch.

Kombinationsbewegung

Dreidimensionale Bewegung der Wirbelsäule im Raum.

Bewegungsrichtung

Werden die Bewegungen zweier Wirbel in einem Bewegungssegment zueinander beschrieben, so wird immer die Bewegung des kranialen Wirbels zum kaudalen benannt.
Die Bewegung im Bewegungssegment wird auf die kraniale (Lateralflexion, Flexion-Extension) oder ventrale (Rotation) Fläche des Wirbels definiert.

Reflektorische Phänomene bei der artikulären Dysfunktion (Nozireaktion)

Hier können Befunde im Gelenk, an der Muskulatur, in den vegetativen Funktionen und in der Hautsensibilität unterschiedlichster Qualitäten als Reaktion gefunden werden.

Checklisten

Sie dienen dazu, Ihnen eine systematische Übersicht über die Voraussetzungen einer exakten Technik zu geben.

Therapeut

1. Sicher
2. Stabil
3. Ergonomisch für die Behandlungsdurchführung
4. Patientennah

Patient

1. Sicher
2. Stabil
3. Entspannt
4. Relativ Schmerzfrei
5. Therapeutennah

Gelenk-Position

1. Wahrnehmung der Schwere
2. Flächiges Fassen
3. Gelenknahes Fassen
4. Berücksichtigen der Weichteile
5. Berücksichtigen der Haut
6. Fassen gemäß der Bewegungsrichtung
7. Fixieren des einen Gelenkpartners
8. Fassen des zu bewegenden Gelenkpartners

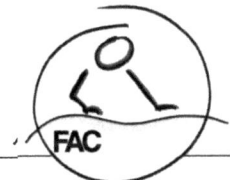

Gelenk-Bewegungsraum

1. Bestimmen der aktiven Bewegung
2. Bestimmen der passiven Bewegung mit Endgefühl (weich, fest, hart)
3. Bestimmen der (aktuellen) Ruhestellung
4. Bestimmen der Behandlungsstellung
5. Bestimmen der Behandlungsebene
6. Bestimmen der translatorischen Bewegungsrichtung - Traktion / Kompression - Gleiten
7. Bestimmen der Bewegungsstufen Lösen - Straffen - Dehnen

Gelenk-Bewegungsdynamik

1. Dosierung Raum:

   - Lösen: Minimalbewegung im Gelenk (visuell-palpabel) „Gelenkatmen"

   - Straffen: Bis zur Grenze des Bewegungsraumes

   - Dehnen: Bis zum Beginn der Gegenspannung

2. Bestimmen des Kraft-Zeitverlaufes (Dosierung) innerhalb des Bewegungsraumes- Traktion und Gleiten

3. Dosierung Dauer:
   ca. 7-10 Sec.
   Repetition bis zur Erweiterung des Bewegungsraumes

Manuelle 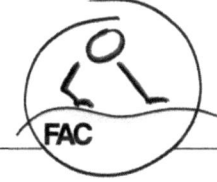 Therapie

Techniken

Allgemeines

Die verschiedenen Techniken an den Extremitäten und der Wirbelsäule werden Ihnen in diesem Heft nur exemplarisch dargestellt.
Sie sind gemäß den Anweisungen Ihrer Lehrerin oder Ihres Lehrers zu modifizieren.
Voraussetzung ist die exakte Kenntnis der Anatomie und Funktion des Bewegungssystems.

Untersuchungsgang

Anamnese
- Sie dient der Grobausrichtung zur Erhebung des Leitsymptoms

Inspektion
- Statisch und dynamisch

Aktiv - Passivbewegung
- Erfaßt die Funktionsstörung und das Endgefühl

Palpation
- Ruhepalpation
- Bewegungspalpation

Translatorische Teste
- Zur Bestimmung des joint play

Muskuläre Teste
- Schmerz
- Verkürzung
- Kraft

Gesamtbefund
- Das Erheben vieler „kritischer Details" sichert zusammen mit der vorgegebenen Diagnose des Arztes den aktuellen Befund und ergibt die Indikation zur „Probebehandlung" sowie zur Wahl des Behandlungsverfahrens. Eventuell ist auch eine Kontraindikation gegeben.

ANATOMIE

Inspektion und Palpation Hand

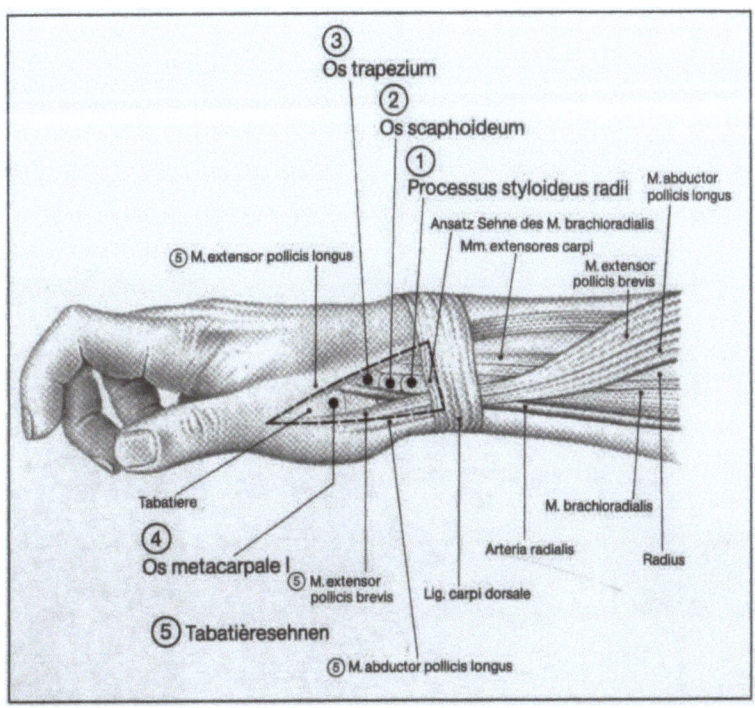

Radiale Handkante

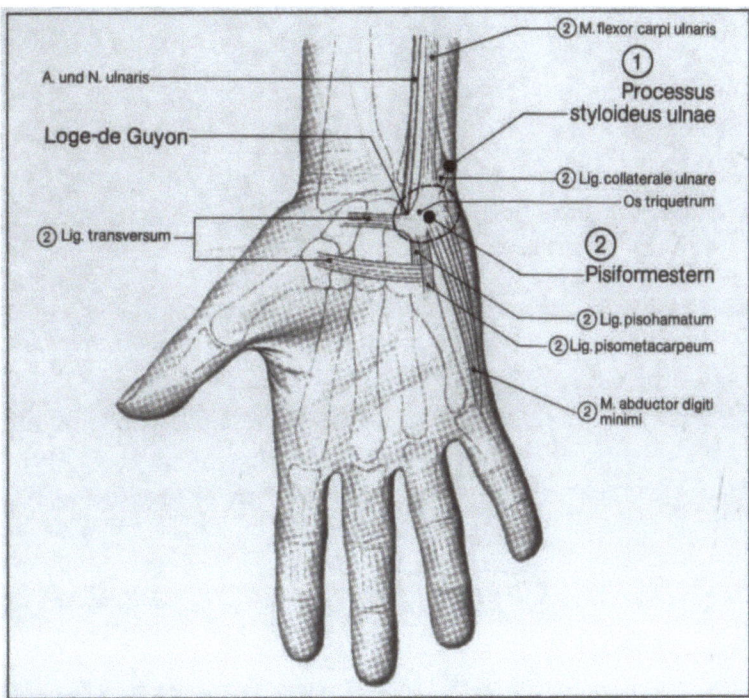

Ulnare Handkante

ANATOMIE

Inspektion und Palpation Hand

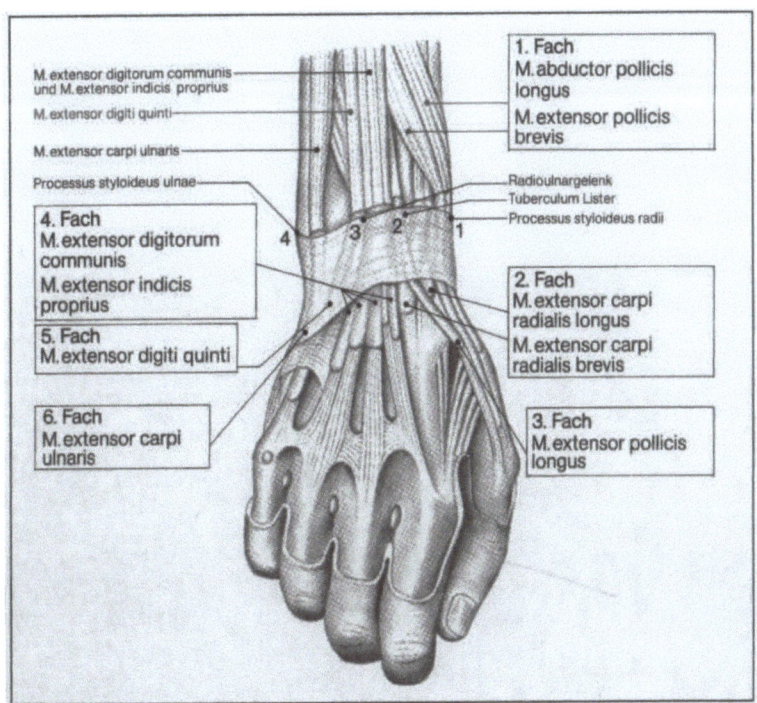

Handrücken

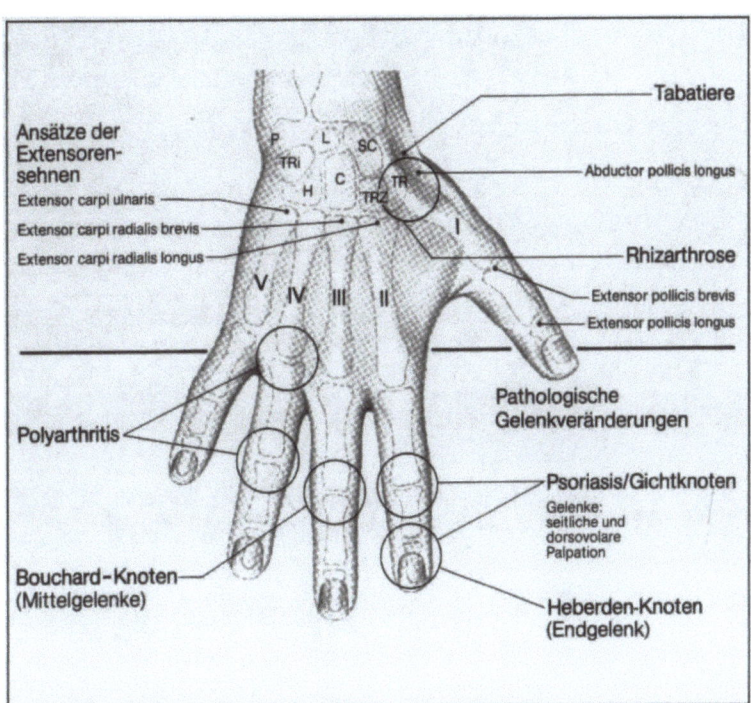

Handrücken

TECHNIK

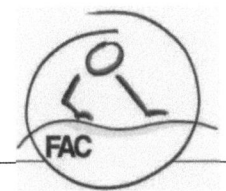

Fingergrundgelenke

Test und Behandlung:	Traktion Fingergrundgelenk exemplarisch
Gelenkstellung:	Ruhestellung
Fixation:	MC II
Bewegungsraum:	Traktion
Bewegungsdynamik:	Lösen - Straffen - Dehnen
Anmerkung:	Kompression = Provokation

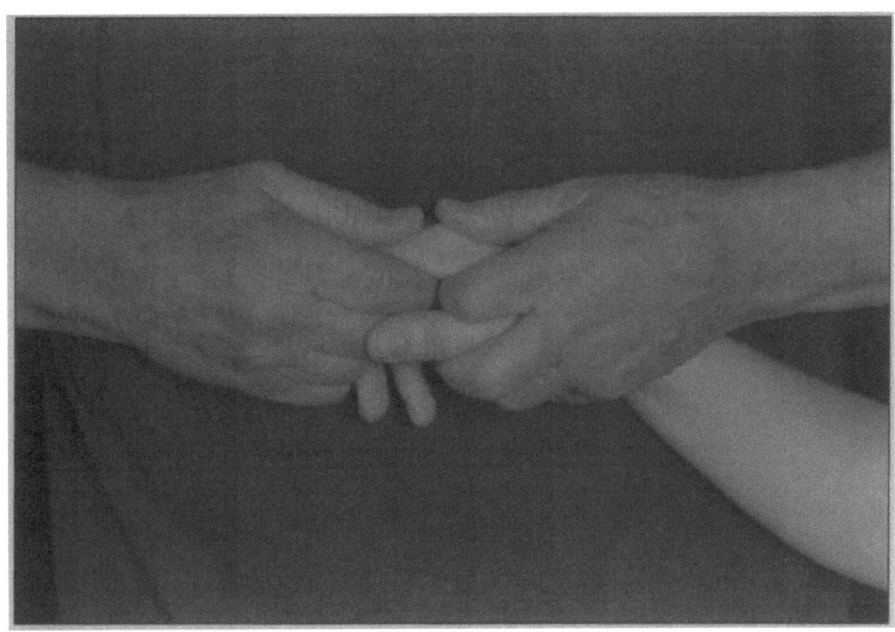

TECHNIK

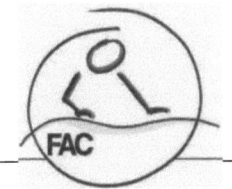

Fingergrundgelenke

Test und Behandlung:	Gleiten volar - dorsal
Gelenkstellung:	Ruhestellung - Behandlungsstellung
Fixation:	MC II
Bewegungsraum:	Translation
Bewegungsdynamik:	Lösen - Straffen - Dehnen
Anmerkung:	In Behandlungsstellung Therapie

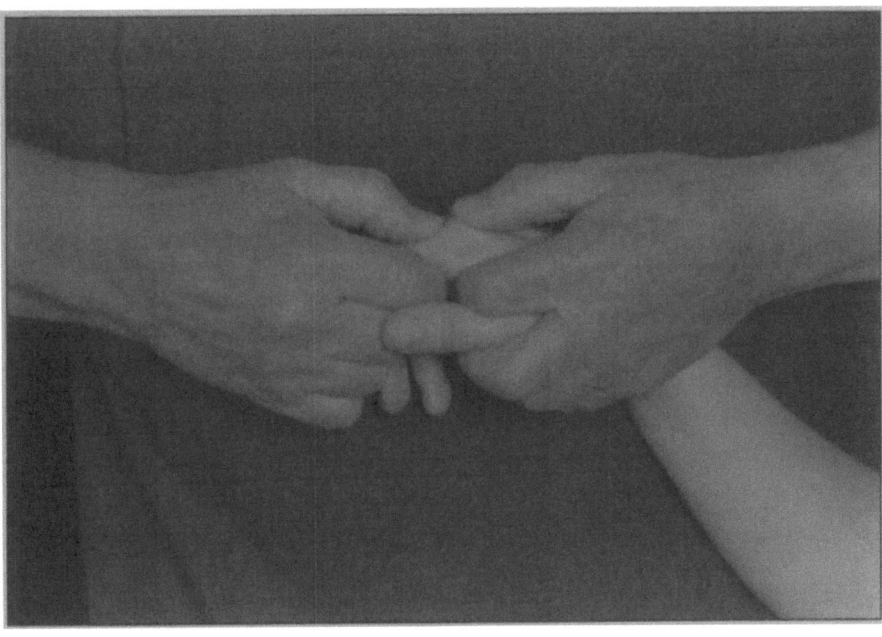

TECHNIK

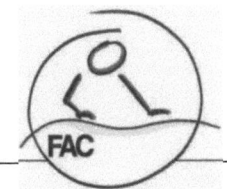

Fingergrundgelenke

Test und Behandlung:	Gleiten radial - ulnar
Gelenkstellung:	Ruhestellung
Fixation:	MC
Bewegungsraum:	Traktion - Translation
Bewegungsdynamik:	Lösen - Straffen - Dehnen
Anmerkung:	Zur Verbesserung der Ab- und Adduktion

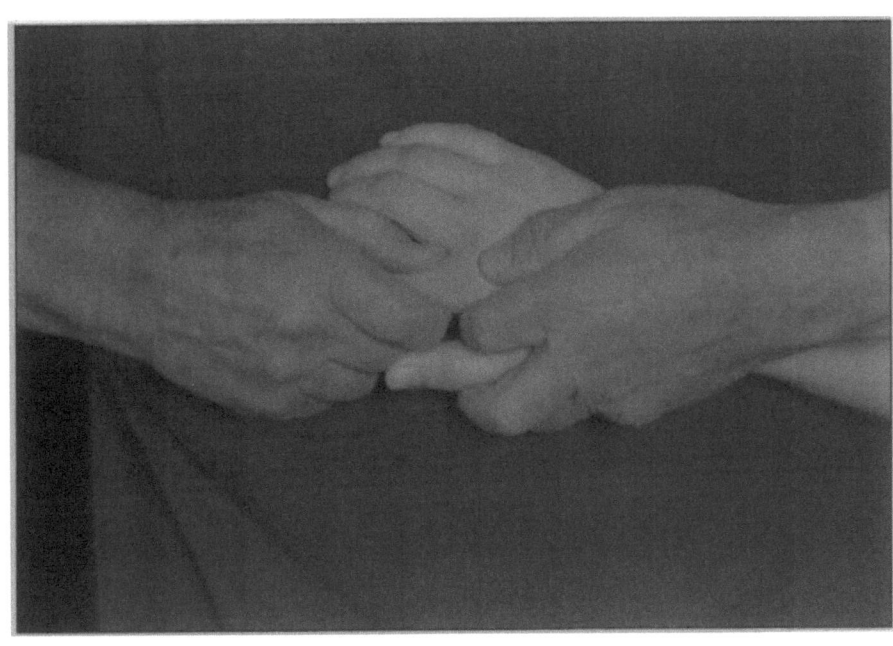

TECHNIK

31

Daumensattel

Test und Behandlung: Fixation

Gelenkstellung: Ruhestellung

Fixation: Trapezii

Bewegungsraum:

Bewegungsdynamik:

Anmerkung: Breitflächige Fixation mit Nasengriff

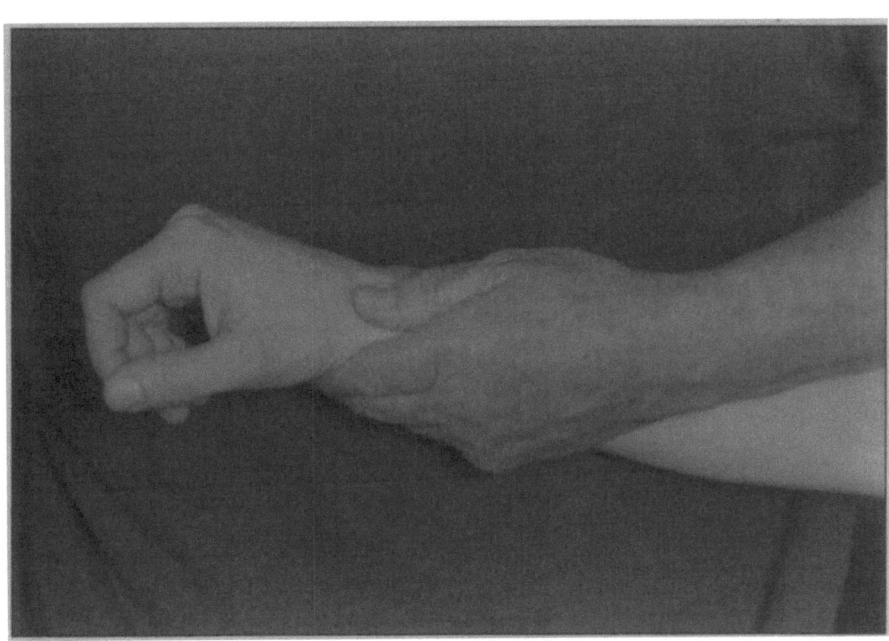

TECHNIK

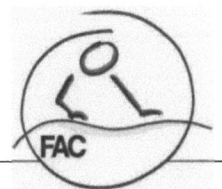

Finger-Hand

Daumensattel

Test und Behandlung:	Extension - Flexion
Gelenkstellung:	Ruhestellung
Fixation:	Trapezii - Handrücken am Körper fixieren
Bewegungsraum:	Traktion - Translation
Bewegungsdynamik:	Lösen - Straffen - Dehnen
Anmerkung:	Traktion - Kompression aus Ruhestellung

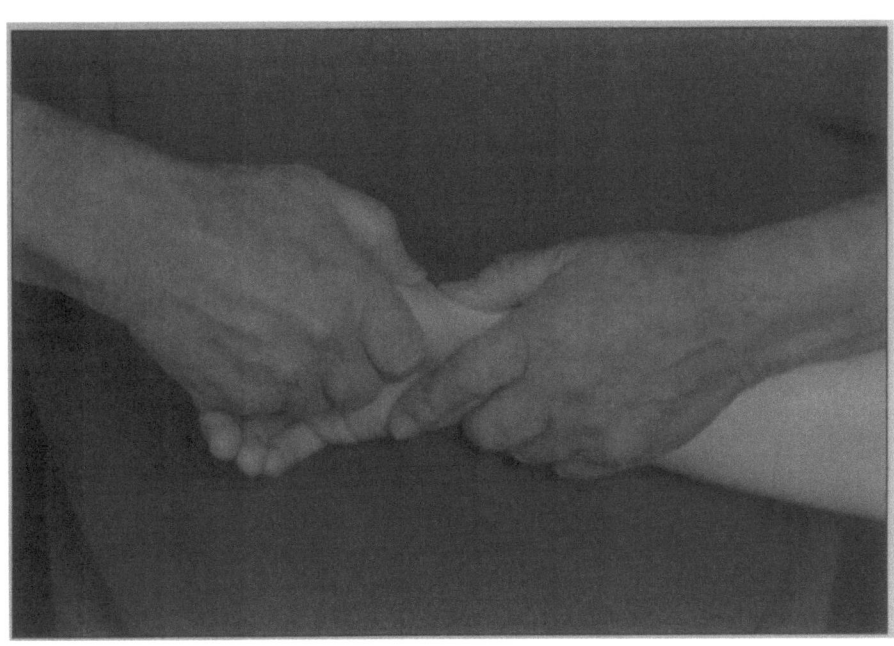

TECHNIK

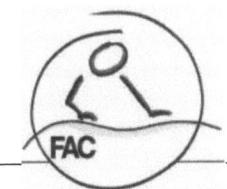

33

Daumensattel

Finger-Hand

Test und Behandlung:	Adduktion - Abduktion
Gelenkstellung:	Ruhestellung
Fixation:	Trapezii - ulnare Handkante am Körper fixieren
Bewegungsraum:	Traktion - Translation
Bewegungsdynamik:	Lösen - Straffen - Dehnen
Anmerkung:	

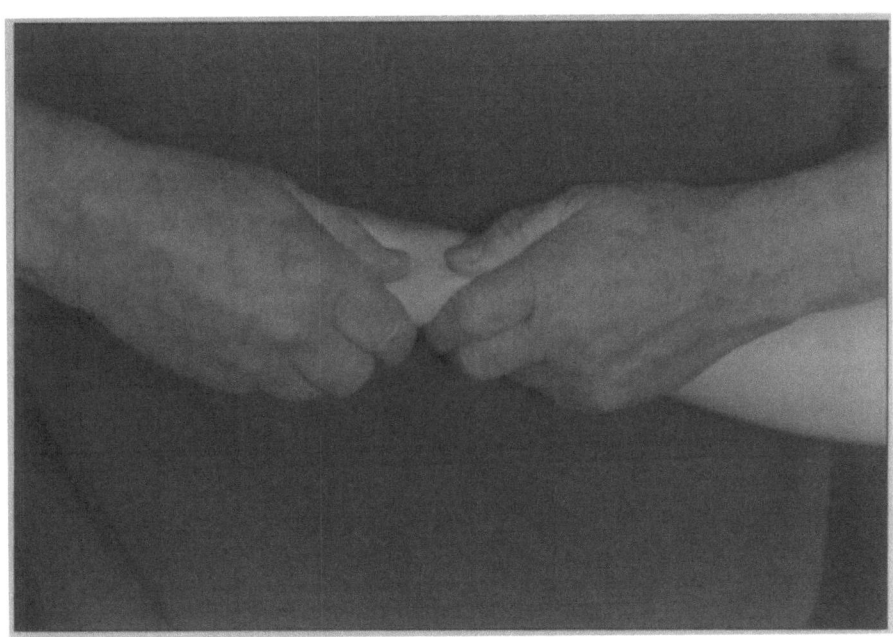

TECHNIK

34

Carpo - Metacarpalgelenke 2-4

Finger-Hand

Test und Behandlung:	Traktion
Gelenkstellung:	Ruhestellung
Fixation:	Carpus
Bewegungsraum:	Traktion
Bewegungsdynamik:	Lösen - Straffen - Dehnen
Anmerkung:	

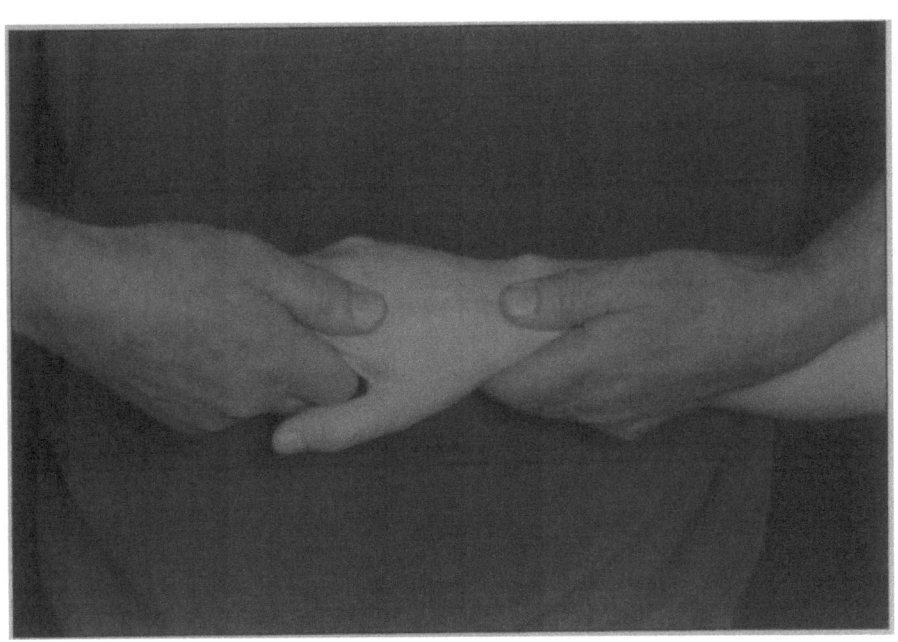

TECHNIK

35

Hohlhandbogen

Test und Behandlung: Verbesserung der Elastizität der Hand

Gelenkstellung: Ruhestellung

Fixation: Metacarpale

Bewegungsraum:

Bewegungsdynamik:

Anmerkung:

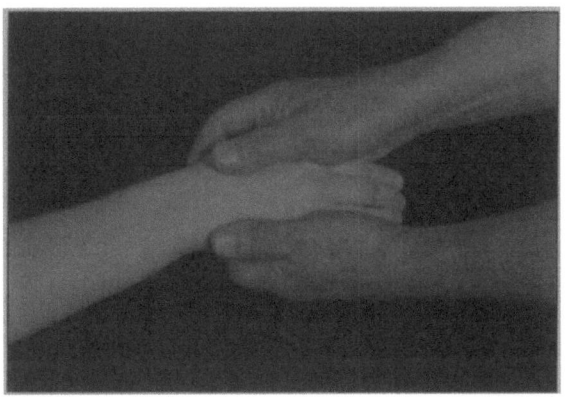

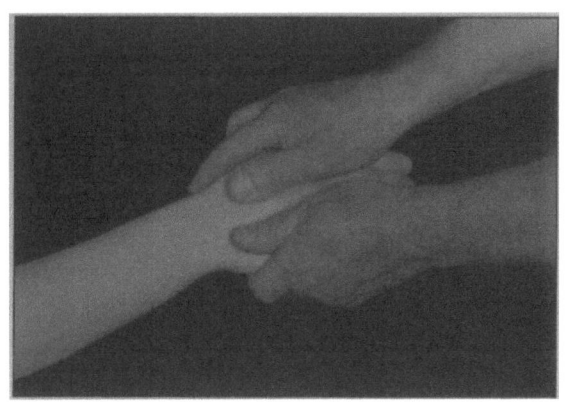

TECHNIK

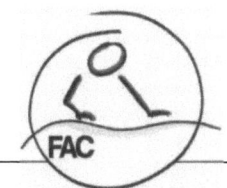

Finger-Hand

Intermetakarpalgelenke

Test und Behandlung: Elastizität der Syndesmose und Amphiarthrose

Gelenkstellung: Ruhestellung

Fixation: Metakarpale
• proximal: Translatorisches Gleiten
• distal: Weichteildehnung

Bewegungsraum:

Bewegungsdynamik: Lösen - Straffen - Dehnen

Anmerkung:

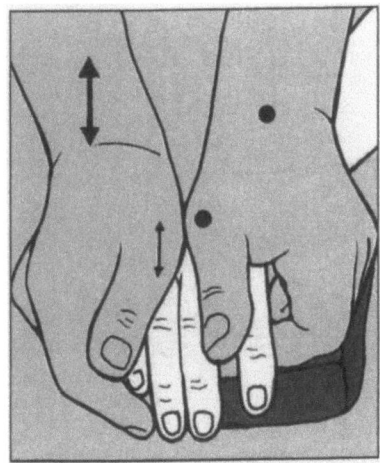

Caput ossis metacarpale IV:
volar, dorsal
(H.Frisch, Kursheft E2/E3 der FAC)

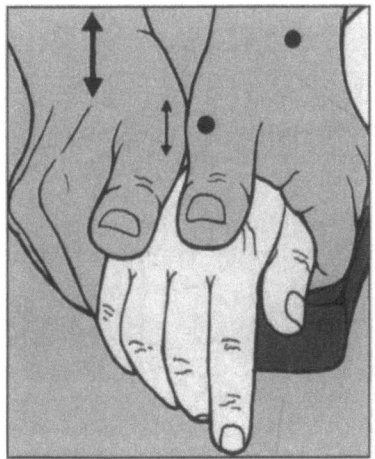

Basis ossis metacarpale IV:
volar, dorsal
(H.Frisch, Kursheft E2/E3 der FAC)

TECHNIK

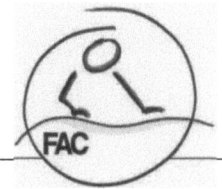

Handgelenk

Finger-Hand

Test und Behandlung:	Extension - Flexion - Abduktion - Adduktion
Gelenkstellung:	Ruhestellung
Fixation:	Radius - Ulna
Bewegungsraum:	Traktion - Translation
Bewegungsdynamik:	Lösen - Straffen - Dehnen
Anmerkung:	

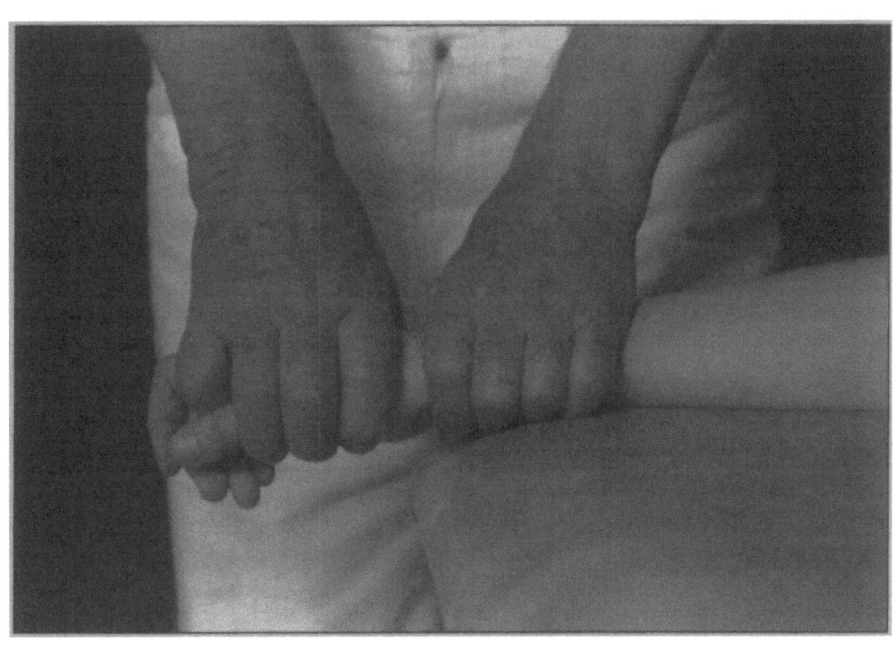

TECHNIK

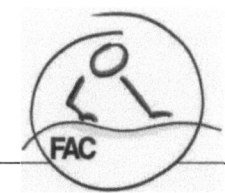

Handgelenk

Finger-Hand

Test und Behandlung:	Traktion
Gelenkstellung:	Ruhestellung - Behandlungsstellung
Fixation:	Radius - Ulna
Bewegungsraum:	Traktion
Bewegungsdynamik:	Lösen - Straffen - Dehnen
Anmerkung:	

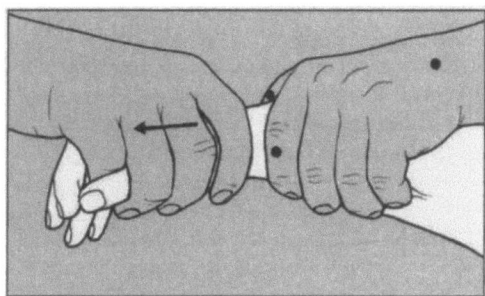

Handgelenk, Carpus: distal (Traktion)
(H.Frisch, Kursheft E2/E3 der FAC)

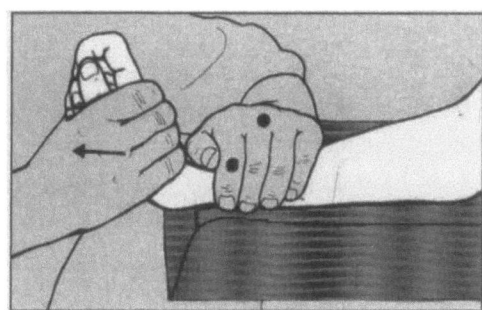

Handgelenk, Carpus: distal (Traktion),
andere Ausgangsstellung und Handfassung
(H.Frisch, Kursheft E2/E3 der FAC)

TECHNIK

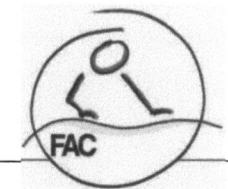

Handgelenk

Test und Behandlung:	Extension - Flexion - Radial - Ulnar
Gelenkstellung:	Ruhestellung - Behandlungsstellung
Fixation:	Radius - Ulna
Bewegungsraum:	Translation
Bewegungsdynamik:	Lösen - Straffen - Dehnen
Anmerkung:	Umlagerung der Hand für andere Gleitrichtungen

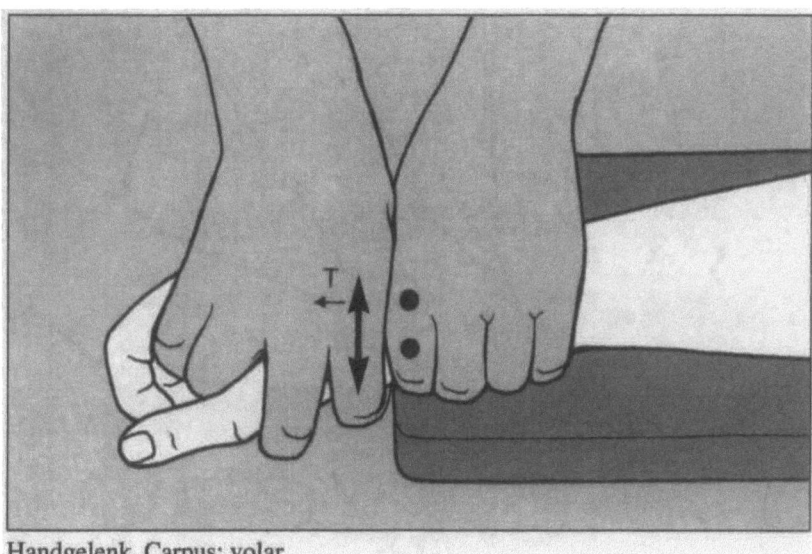

Handgelenk, Carpus: volar

TECHNIK

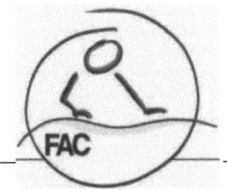

40

Handwurzel

Finger-Hand

Test und Behandlung: Grifffassung der Handwurzel

Gelenkstellung: Ruhestellung

Fixation: Spitzgriff

Bewegungsraum:

Bewegungsdynamik:

Anmerkung:

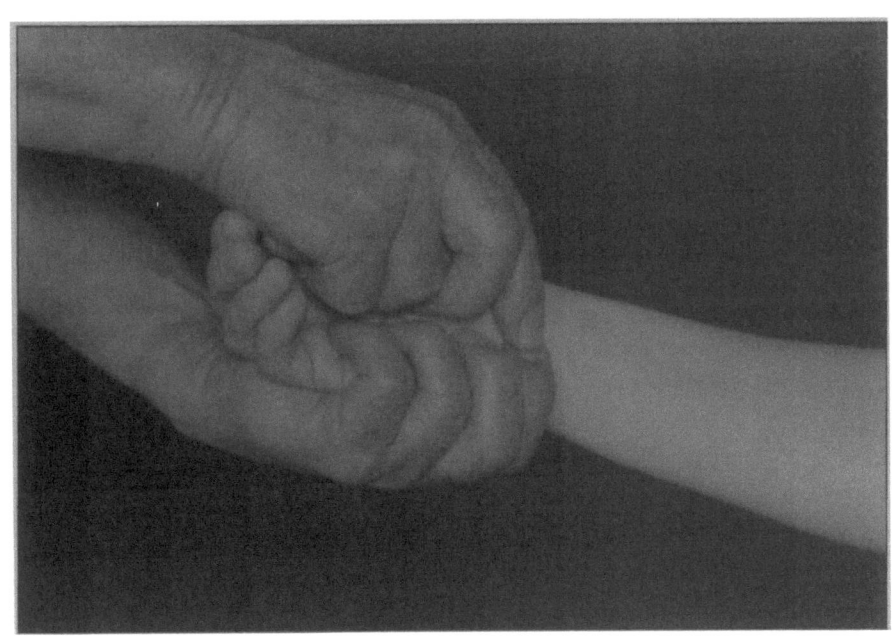

TECHNIK

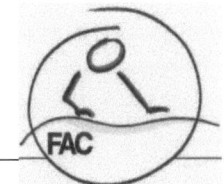

41

Finger-Hand

Handwurzel

Test und Behandlung: Knochen ums Capitatum

Gelenkstellung: Ruhestellung

Fixation: Capitatum

Bewegungsraum: Translation

Bewegungsdynamik: Lösen - Straffen - Dehnen

Anmerkung: Bewegt werden Trapezoideum - Scaphoideum - Lunatum - Hamatum

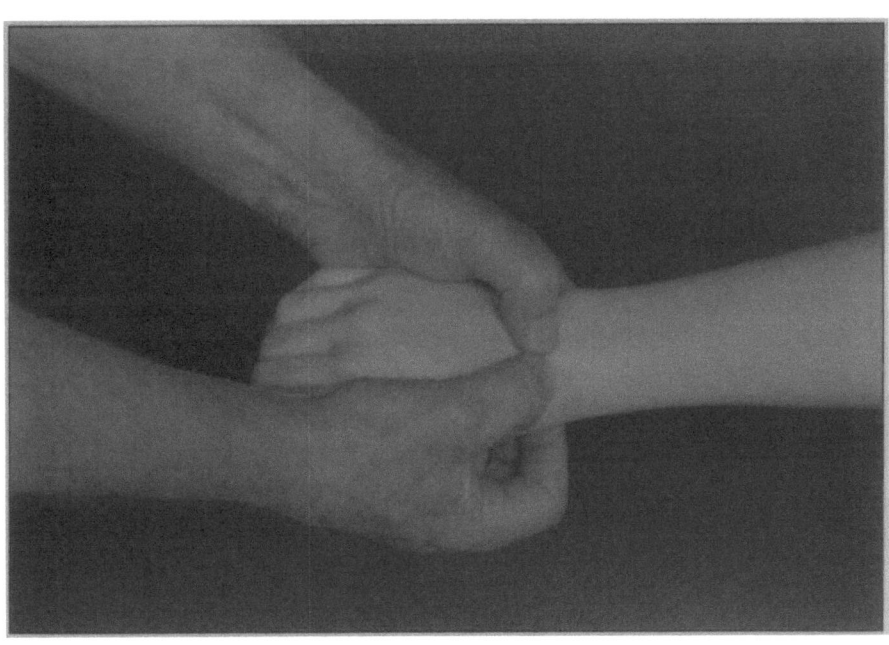

TECHNIK

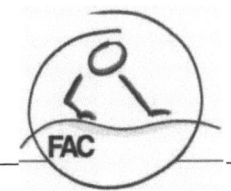

Handwurzel

Test und Behandlung:	Radiale Reihe
Gelenkstellung:	Ruhestellung
Fixation:	Scaphoideum - Radius
Bewegungsraum:	Translation
Bewegungsdynamik:	Lösen - Straffen - Dehnen
Anmerkung:	Bewegt werden Trapezii - Scaphoideum - Lunatum

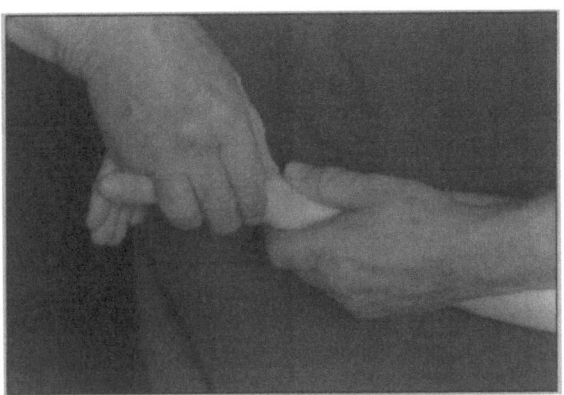

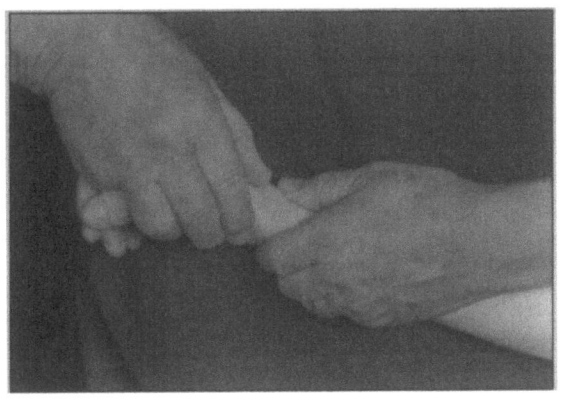

TECHNIK

Handwurzel

Test und Behandlung:	Ulnare Reihe
Gelenkstellung:	Ruhestellung
Fixation:	Ulna - Triquetrum
Bewegungsraum:	Translation
Bewegungsdynamik:	Lösen - Straffen - Dehnen
Anmerkung:	Bewegt werden Triquetrum - Hamatum - Pisiforme

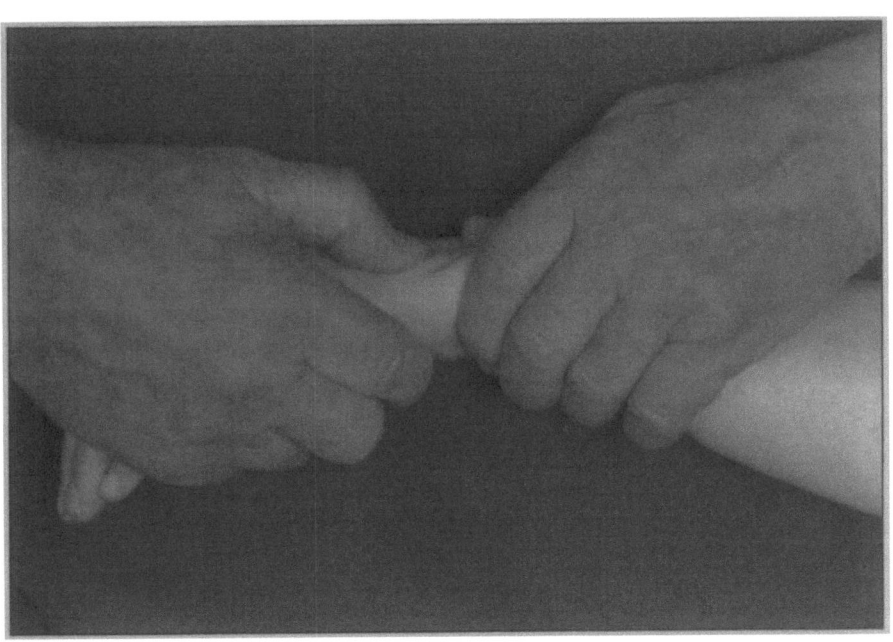

ANATOMIE

Inspektion und Palpation Ellenbogen

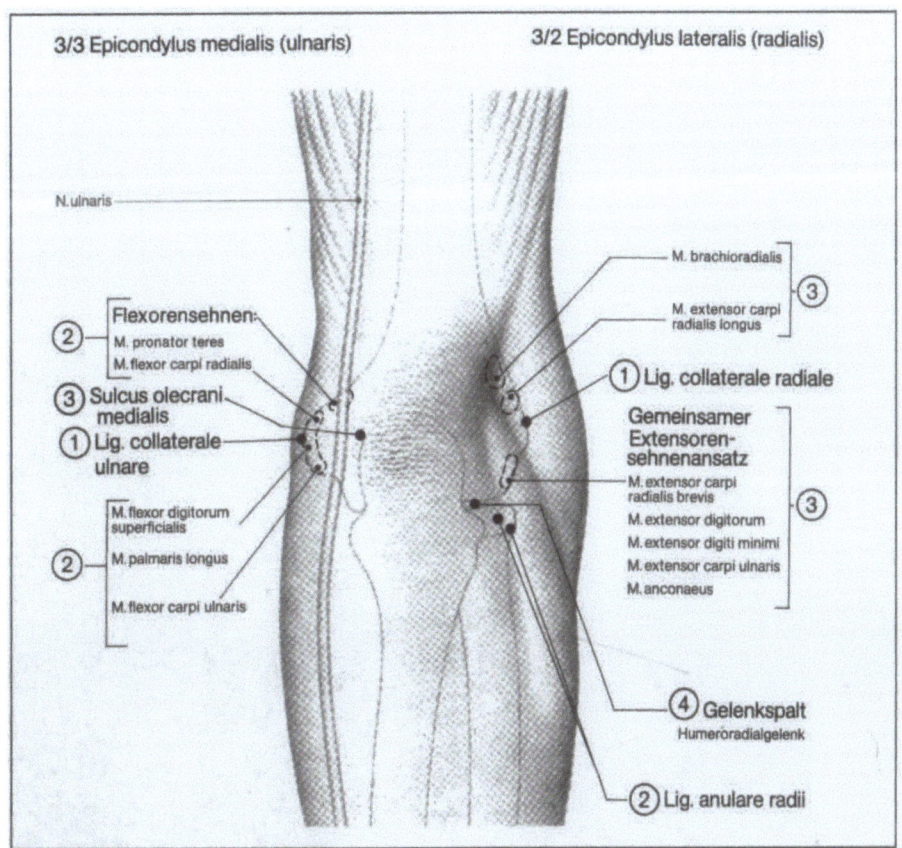

Epicondylus medialis (ulnaris)   Epicondylus lateralis (radialis)

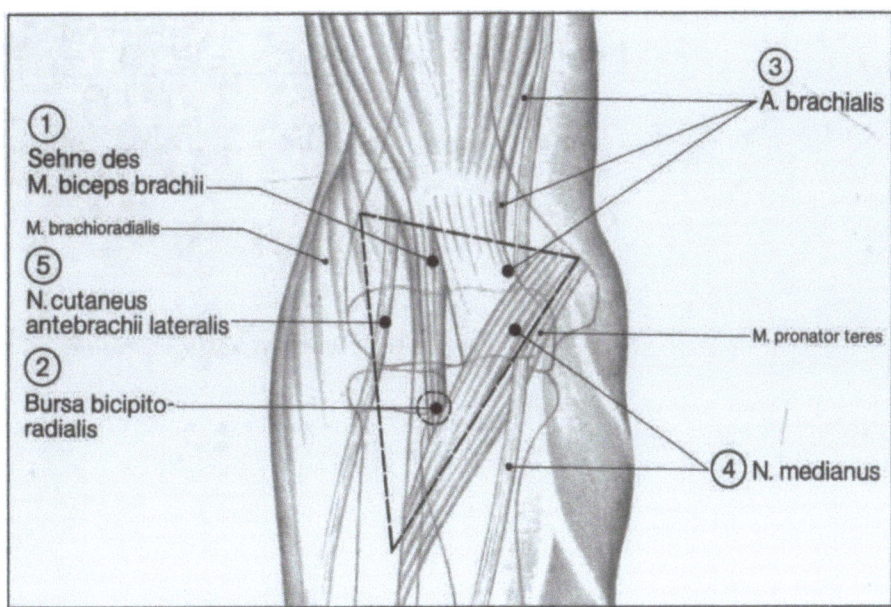

Ellenbeuge (Nach Lanz-Wachsmuth)

TECHNIK

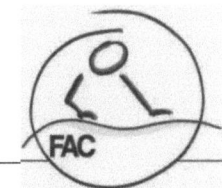

Ellenbogen

Test und Behandlung:	Distales Radio - Ulnargelenk
Gelenkstellung:	Ruhestellung Behandlungsstellung
Fixation:	Ulna
Bewegungsraum:	Translation Radius volar - dorsal
Bewegungsdynamik:	Straffen - Dehnen
Anmerkung:	Alternative: Fixation des Radius Bewegungsraum: Ulna volar - dorsal

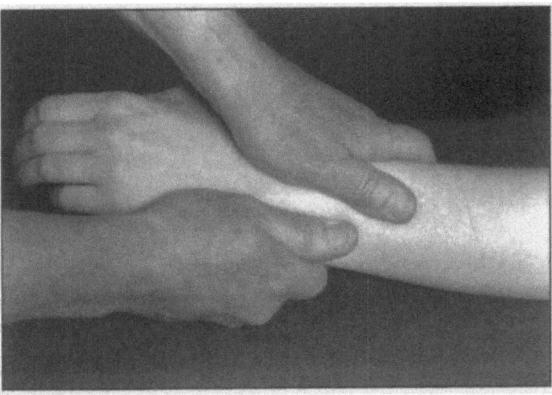

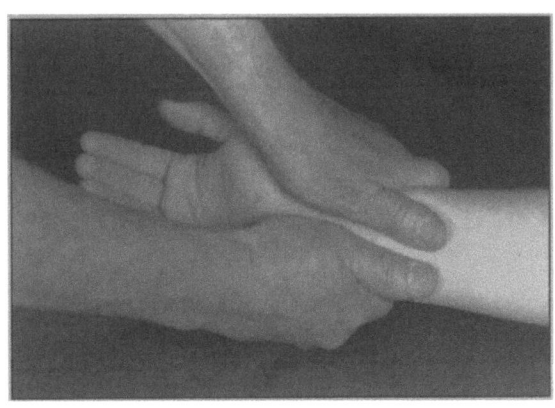

TECHNIK

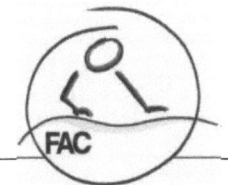

Ellenbogen

Test und Behandlung: Traktion Humero - Radialgelenk

Gelenkstellung: Ruhestellung

Fixation: Humerus

Bewegungsraum: Traktion: Radius

Bewegungsdynamik: Lösen - Straffen - Dehnen

Anmerkung:

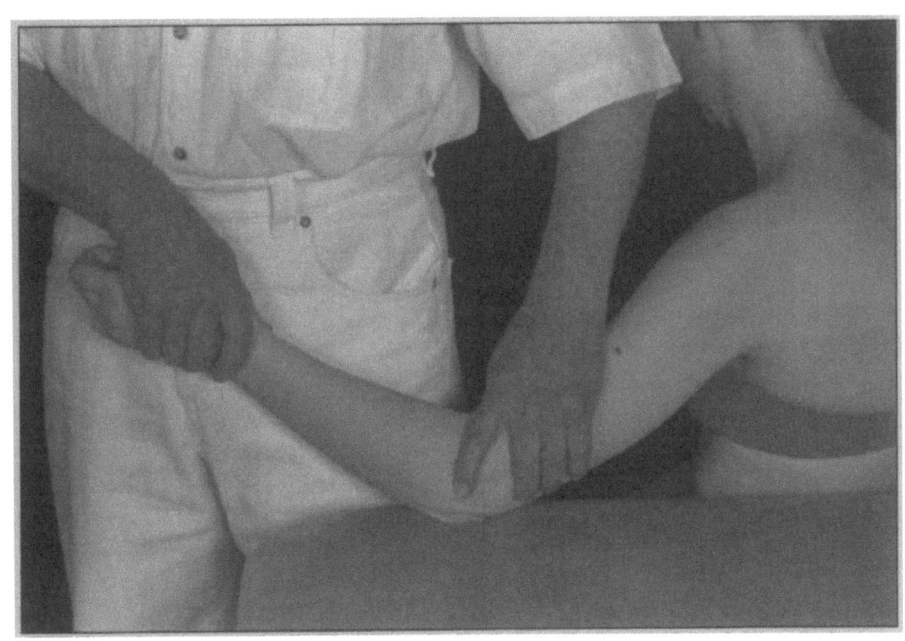

TECHNIK

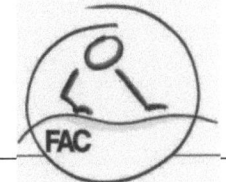

Ellenbogen

Test und Behandlung: Proximales Radio - Ulnargelenk

Gelenkstellung: Ruhestellung - Behandlungsstellung

Fixation: Ulna / Humerus

Bewegungsraum: Translation Radiusköpfchen

Bewegungsdynamik: Straffen - Dehnen

Anmerkung:

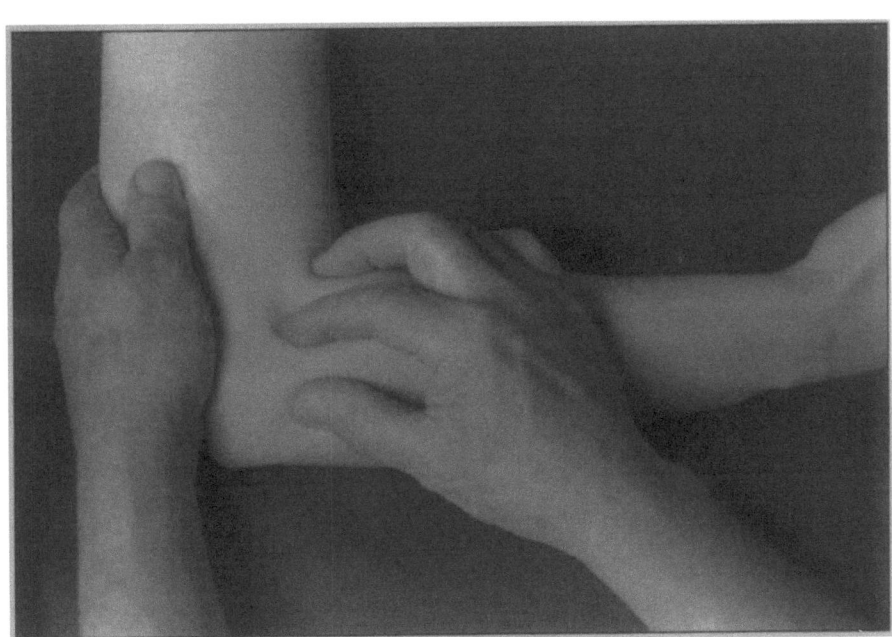

TECHNIK

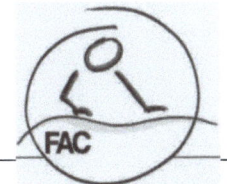

Ellenbogen

Test und Behandlung:	Humero - Ulnargelenk
Gelenkstellung:	Ruhestellung - Behandlungsstellung
Fixation:	Humerus
Bewegungsraum:	Traktion
Bewegungsdynamik:	Lösen - Straffen - Dehnen
Anmerkung:	Behandlungsebene beachten!

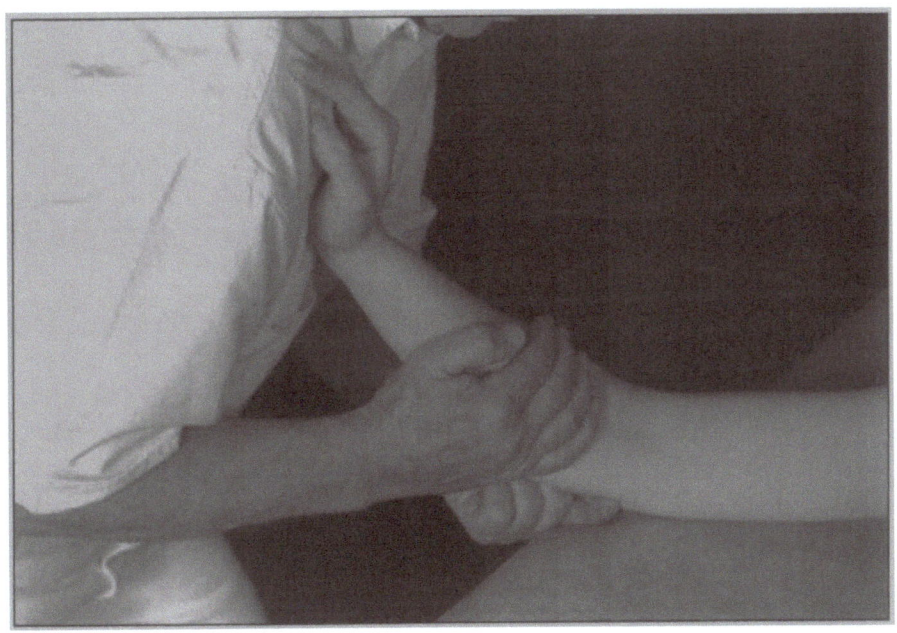

TECHNIK

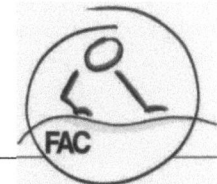

49

Ellenbogen

Test und Behandlung:	Ulnares humero- ulnares Seitenband
Gelenkstellung:	Leichte Beugestellung
Fixation:	Unterarm
Bewegungsraum:	Aufklappen des ulnaren Seitenbandes
Bewegungsdynamik:	Straffen
Anmerkung:	Zur Testung der endgradigen Pronation und Streckung

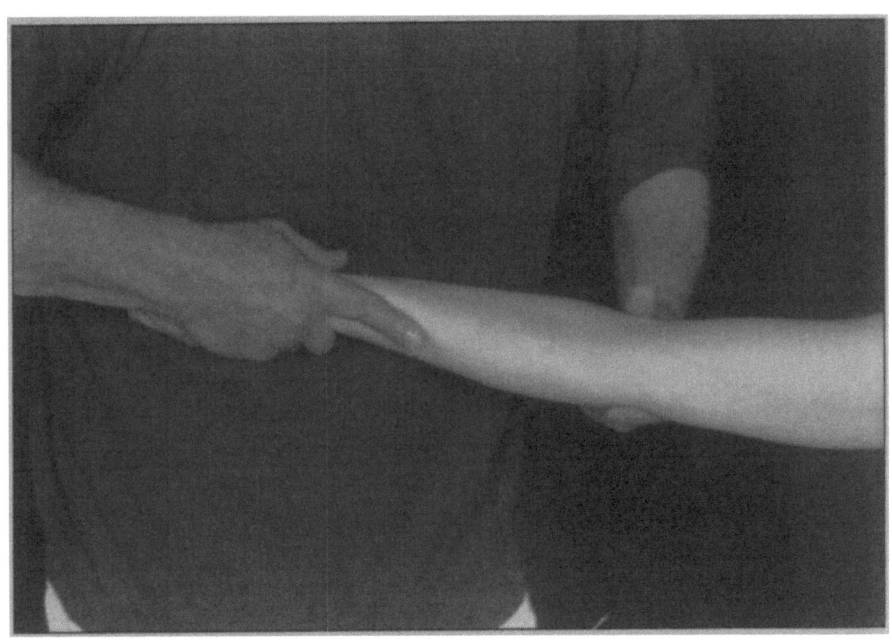

ANATOMIE

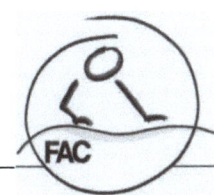

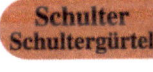

Inspektion und Palpation Schulter und Schultergürtel

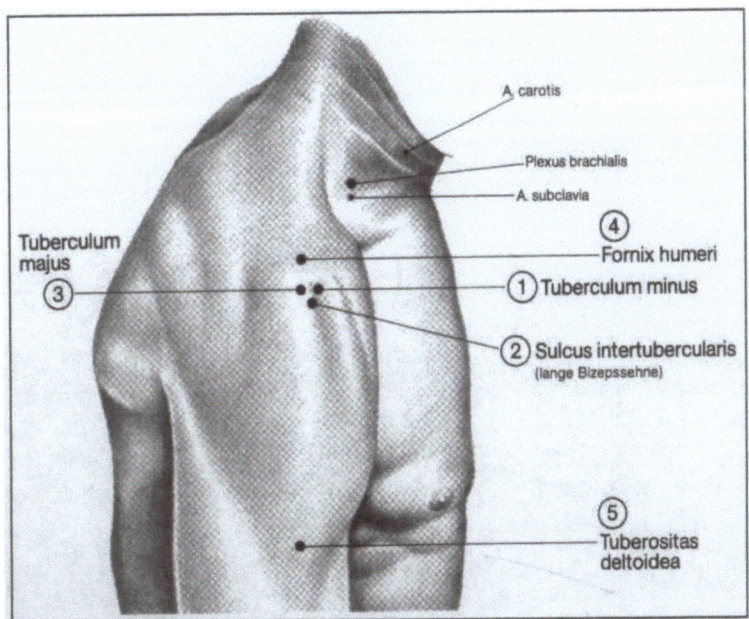

Palpationspunkte am Caput humeri und Oberarmschaft

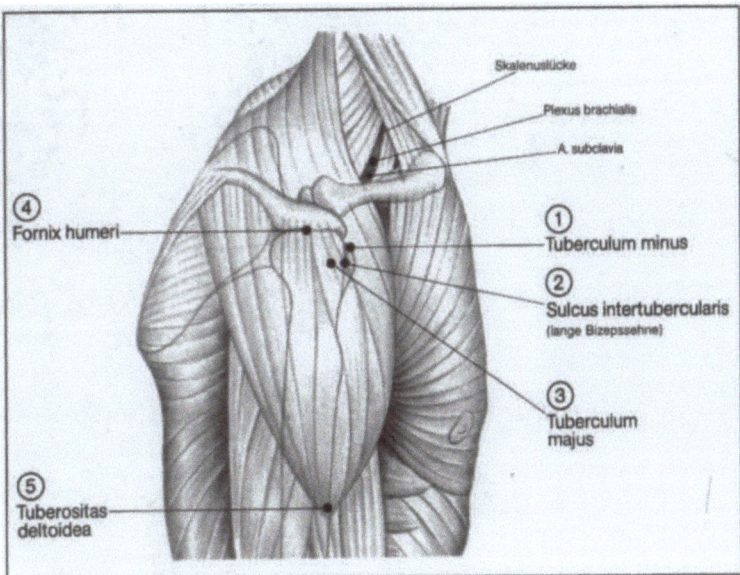

Palpationspunkte am Caput humeri und Oberarmschaft

ANATOMIE

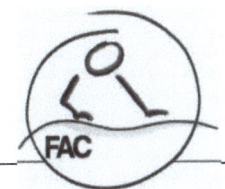

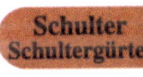

Inspektion und Palpation Schulter und Schultergürtel

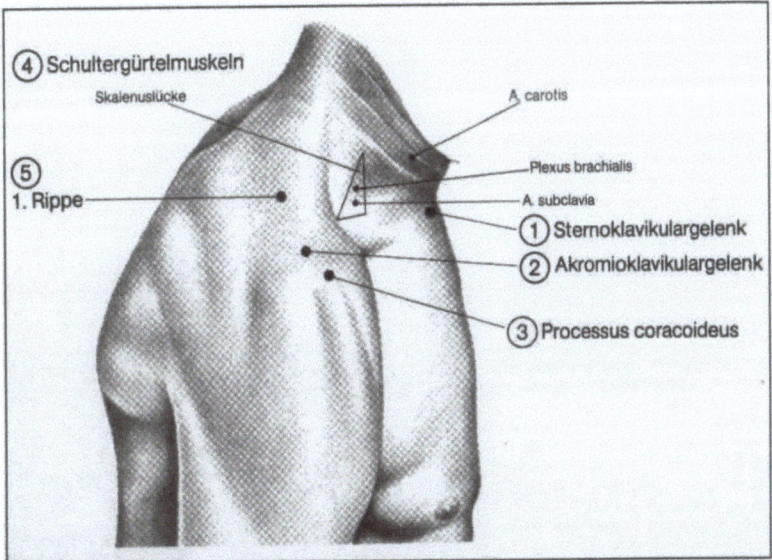

Palpationspunkte an Klavikula und Skapula

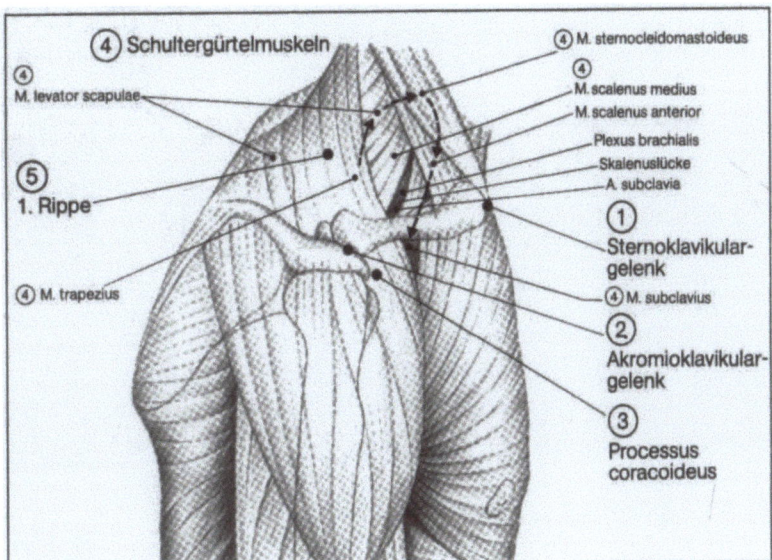

Palpationspunkte an Klavikula und Skapula

TECHNIK

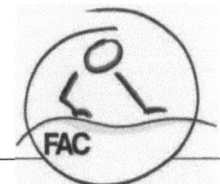

Rotatorenmanschette Schulter

Test und Behandlung: Palpation

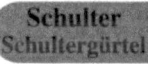

Gelenkstellung:

Fixation:

Bewegungsraum:

Bewegungsdynamik:

Anmerkung:

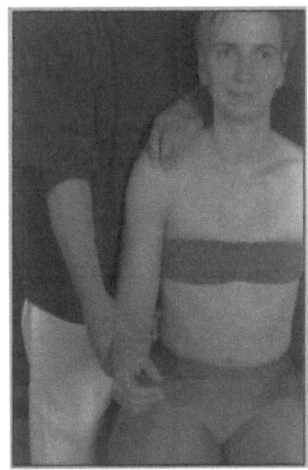
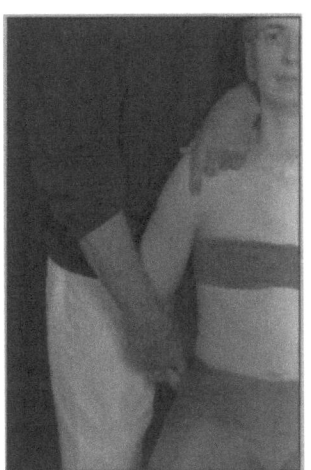
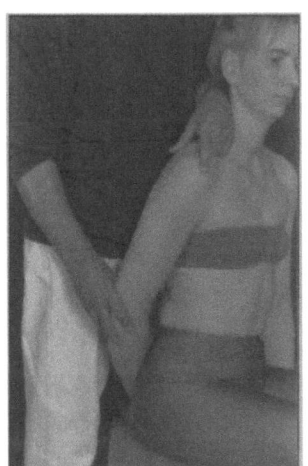
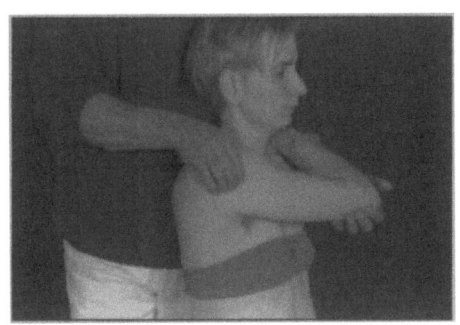
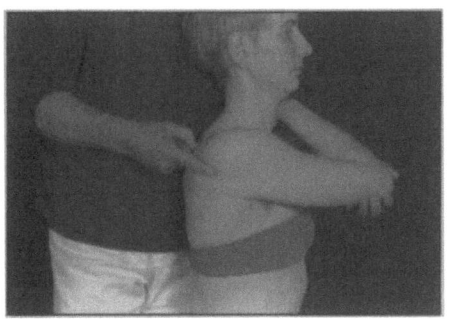

TECHNIK

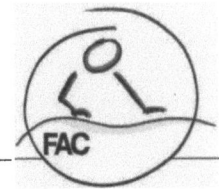

Glenohumeralgelenk

Test und Behandlung:	Instabilitätstest
Gelenkstellung:	Außenrotation - horizontale Abduktion
Fixation:	Oberarm
Bewegungsraum:	Schub des Humerus von dorsal
Bewegungsdynamik:	Straffen
Anmerkung:	Cave bei Schulterluxation

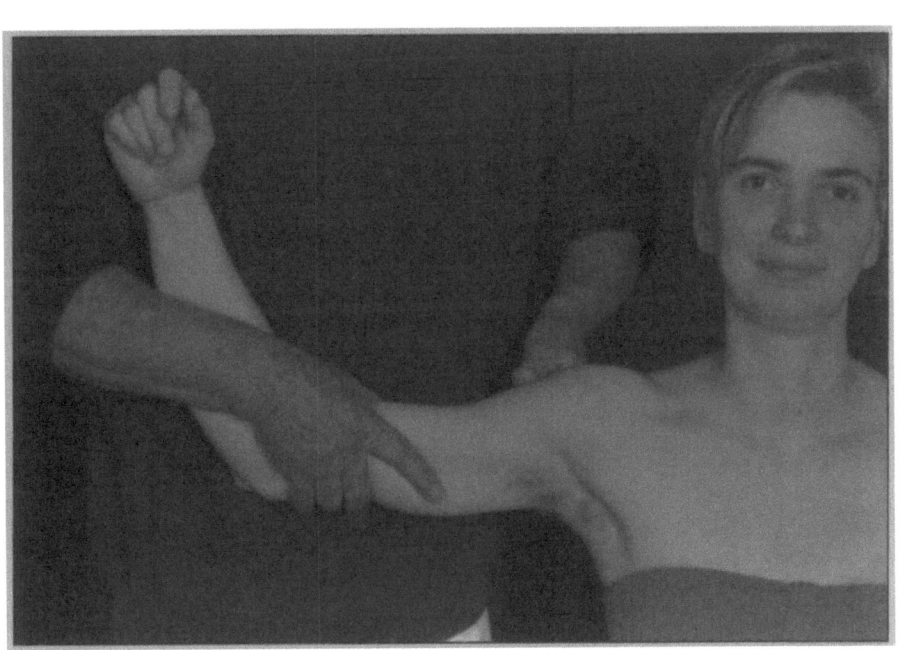

TECHNIK

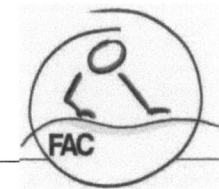

Schulter

Test:	Glenohumeralgelenk
Gelenkstellung:	Ruhestellung
Fixation:	Acromion
Bewegungsraum:	Traktion
Bewegungsdynamik:	Lösen - Straffen
Anmerkung:	

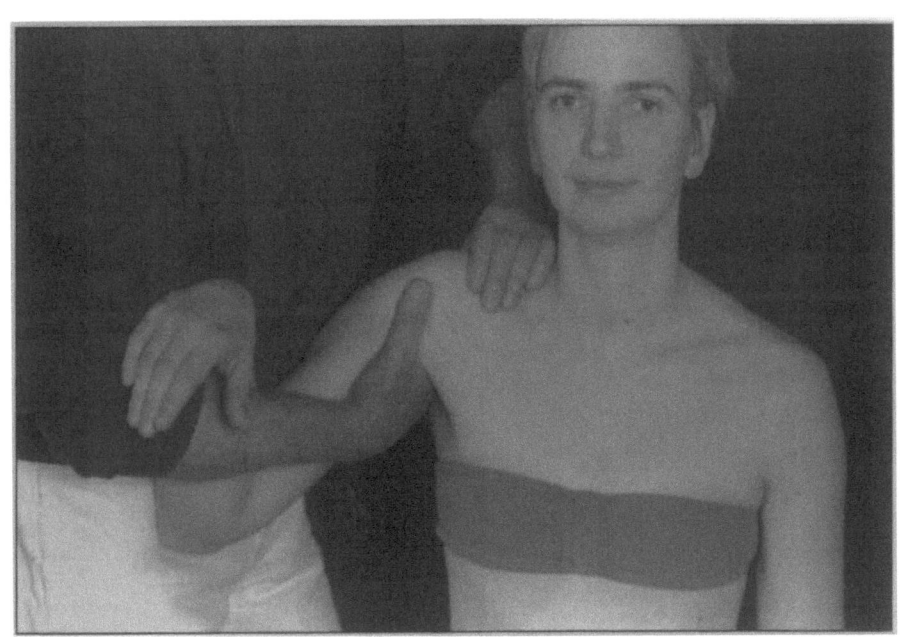

TECHNIK

Schulter

Test und Behandlung:	Glenohumeralgelenk
Gelenkstellung:	Ruhestellung - Behandlungsstellung
Fixation:	Schulterblatt und Thorax auf der Liege
Bewegungsraum:	Traktion - Translation
Bewegungsdynamik:	Lösen - Straffen - Dehnen
Anmerkung:	

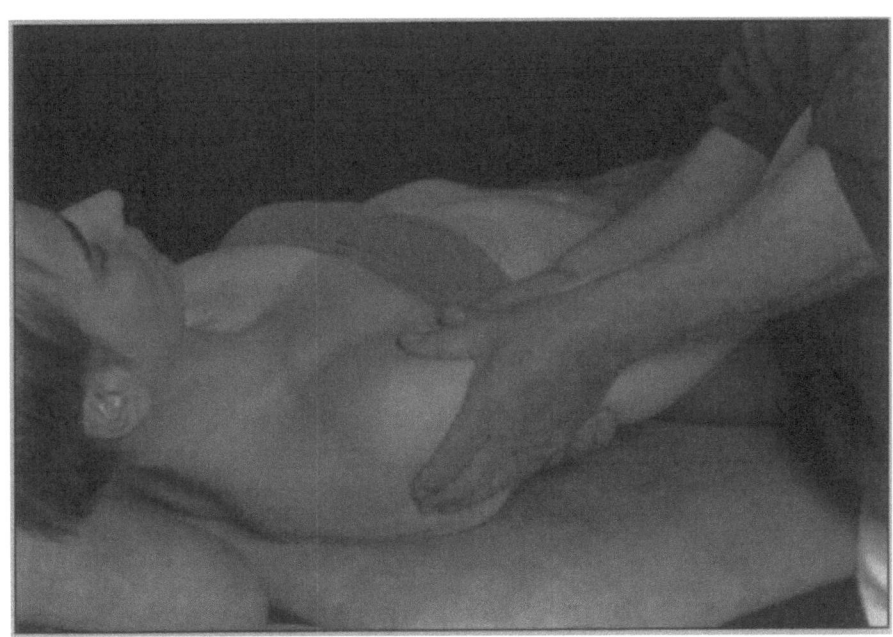

TECHNIK

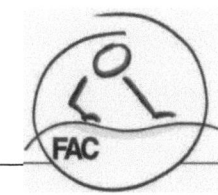

Schultergürtel

Test und Behandlung:	Sternoklaviculargelenk
Gelenkstellung:	Ruhestellung
Fixation:	nicht notwendig
Bewegungsraum:	Translation
Bewegungsdynamik:	Lösen - Straffen
Anmerkung:	Palpation der aktiven Bewegung

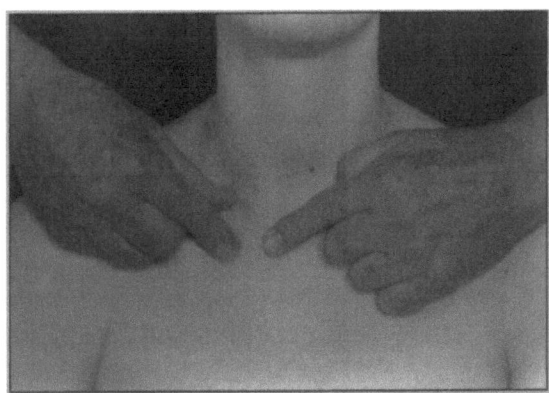
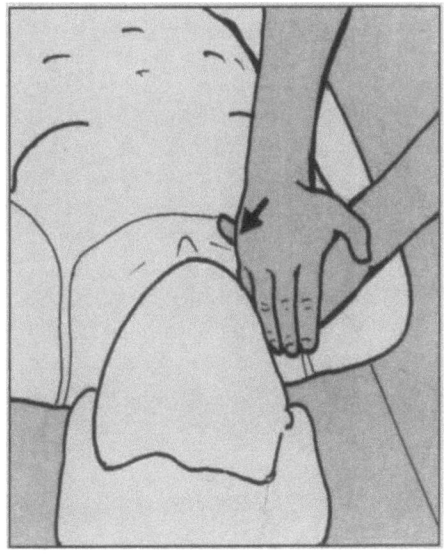

Sternoklavikulargelenk, Clavicula: cranial

TECHNIK

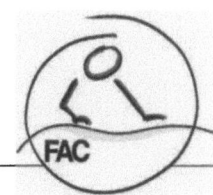

Schultergürtel

Test und Behandlung:	Acromioklavikulargelenk
Gelenkstellung:	Ruhestellung
Fixation:	nicht notwendig
Bewegungsraum:	Palpation in Ruhe und unter Rotation des abduzierten Oberarmes
Bewegungsdynamik:	Federn der Clavicula zur Prüfung des Klaviertastenphänomens
Anmerkung:	

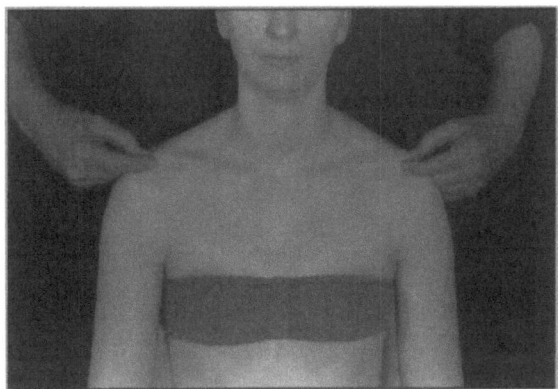

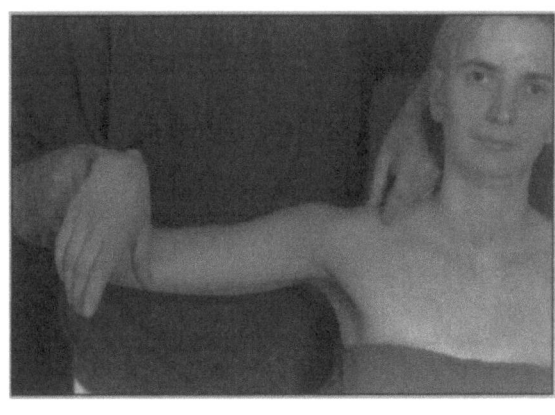

TECHNIK

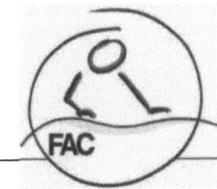

Schultergürtel

Test und Behandlung: Skapulo - thorakales Gleitlager

Gelenkstellung: Ruhestellung

Fixation: Thorax

Bewegungsraum: Elevation - Depression, Ab-, Adduktion, Außen-, Innenrotation, Abheben vom Thorax

Bewegungsdynamik: Straffen - Dehnen

Anmerkung:

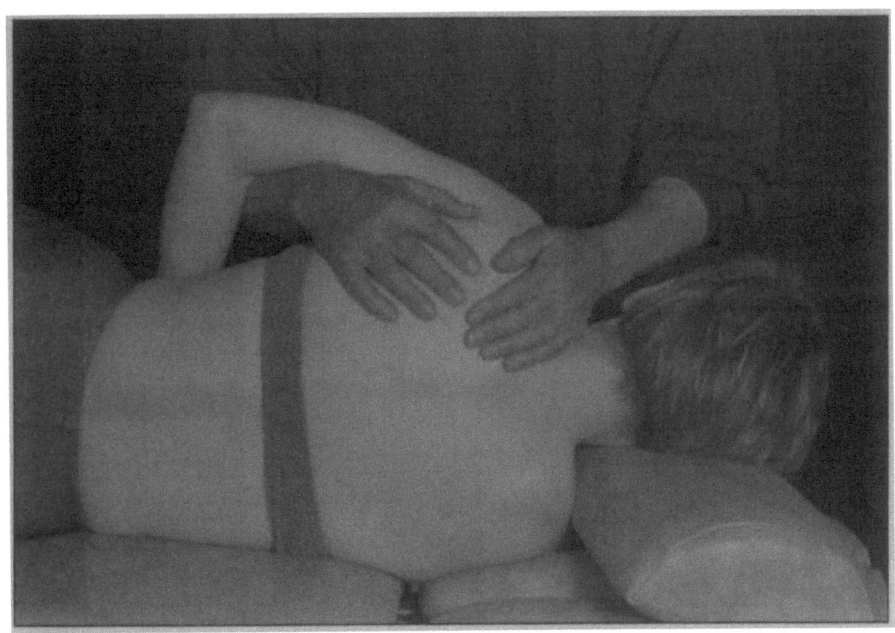

TECHNIK

Schultergürtel

Test und Behandlung:	Skapulo - thorakales Gleitlager
Gelenkstellung:	Ruhestellung
Fixation:	Thorax
Bewegungsraum:	Widerlagernde Mobilisation nach Klein - Vogelbach
Bewegungsdynamik:	
Anmerkung:	Mit Translation im Glenohumeralgelenk kombinierbar

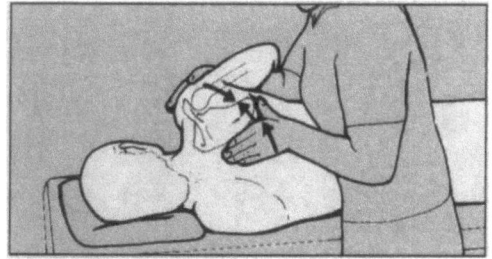

Schultergelenk: Humerus in Adduktion
Skapula: nach kranial und lateral
(H.Frisch, Kursheft E2/E3 der FAC)

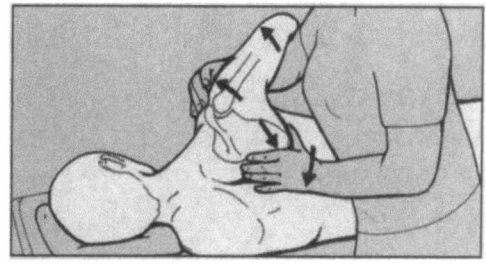

Schultergelenk: Humerus in Abduktion
Skapula: nach kaudal und medial
(H.Frisch, Kursheft E2/E3 der FAC)

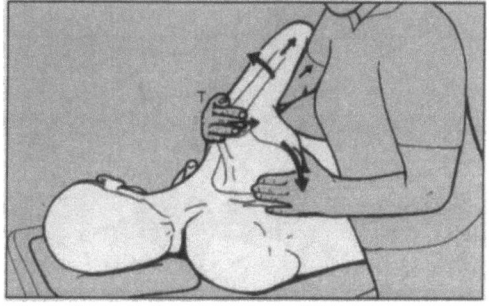

Kombination der widerlagernden Mobilisation
mit Kaudalgleiten des Humeruskopfes
(H.Frisch, Kursheft E2/E3 der FAC)

TECHNIK

Rotatorenmanschette Schulter

Test und Behandlung: Deep friction

Gelenkstellung: Je nach Muskel

Fixation:

Bewegungsraum:

Bewegungsdynamik:

Anmerkung: Supraspinatus - Infraspinatus

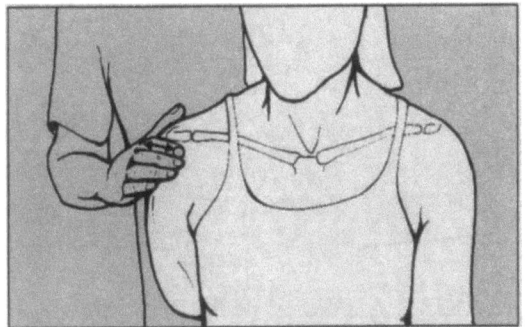

Quermassage an der Rotatorenmanschette:
Supraspinatus
(H.Frisch, Kursheft E2/E3 der FAC)

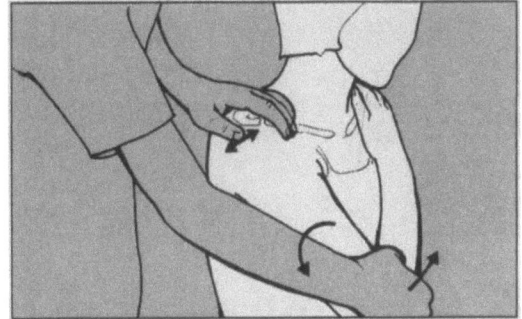

Quermassage an der Rotatorenmanschette:
Infraspinatus und Teres minor
(H.Frisch, Kursheft E2/E3 der FAC)

ANATOMIE

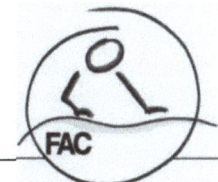

Inspektion und Palpation Fuss

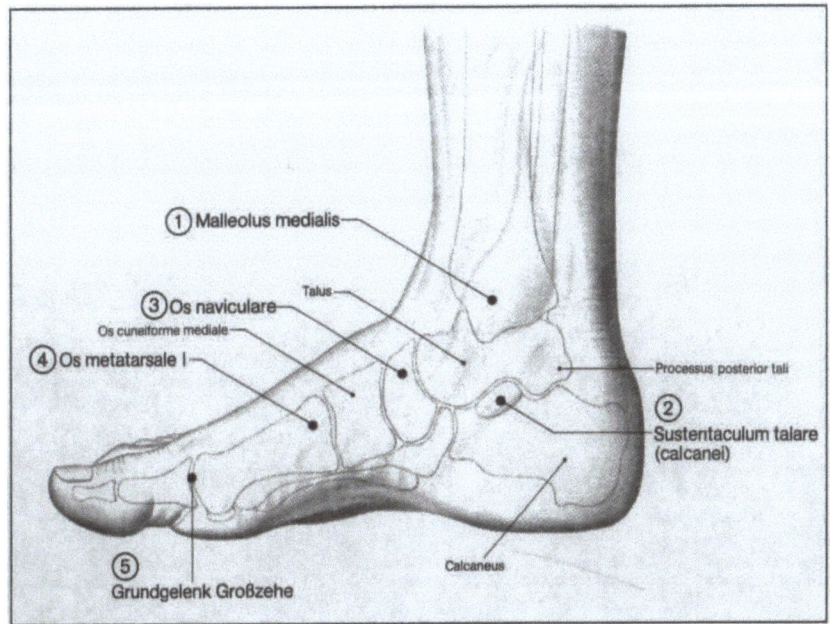

Medialer Fußrand

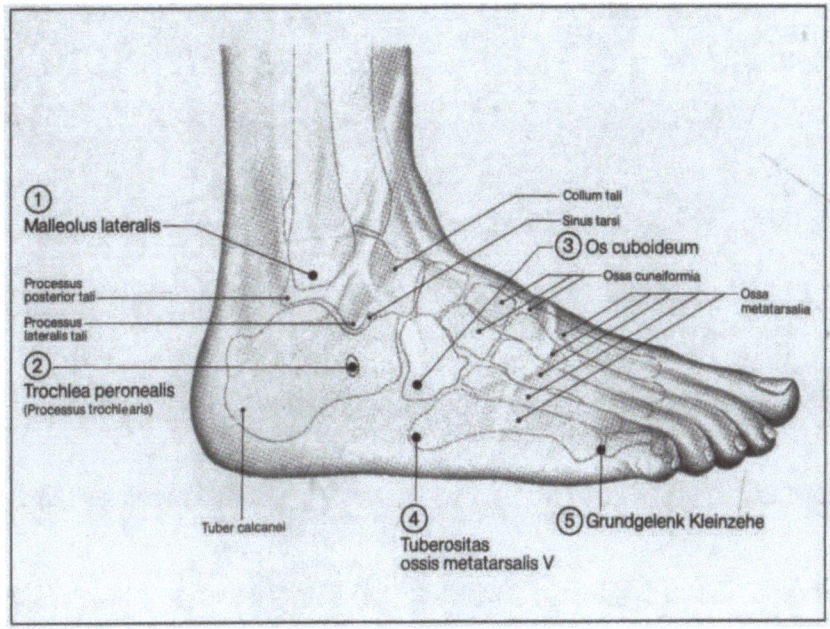

Lateraler Fußrand

ANATOMIE

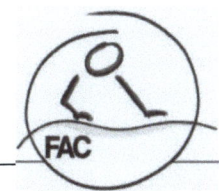

Inspektion und Palpation Fuss

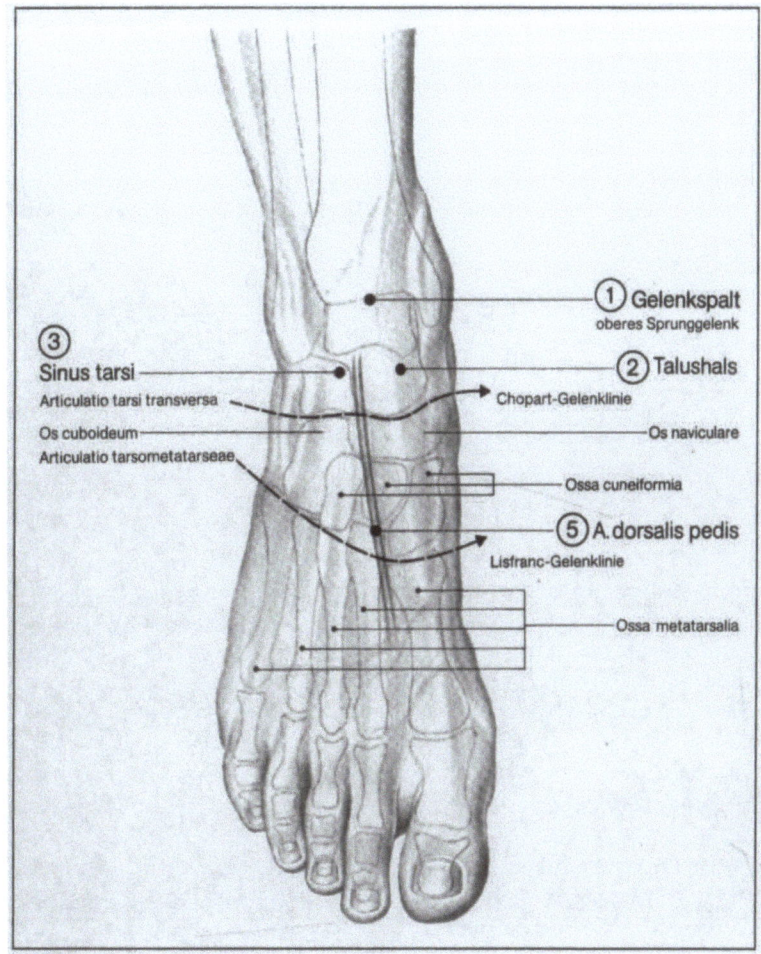

Fußrücken

TECHNIK

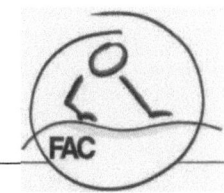

Fuss

Test und Behandlung:	Großzehengrundgelenk
Gelenkstellung:	Ruhestellung - Behandlungsstellung
Fixation:	MT I -Köpfchen
Bewegungsraum:	Traktion - Translation
Bewegungsdynamik:	Lösen - Straffen - Dehnen

Anmerkung:

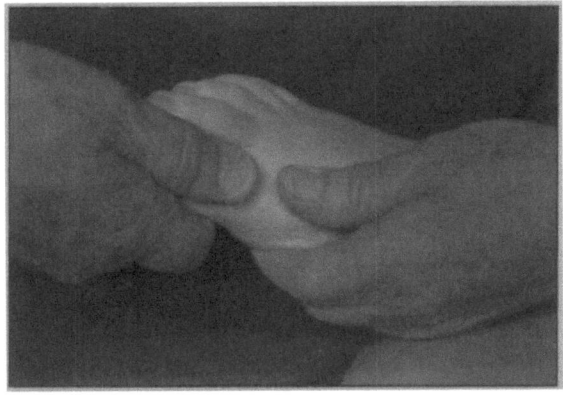

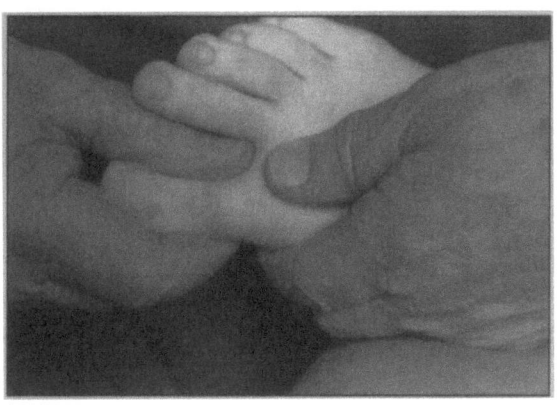

TECHNIK

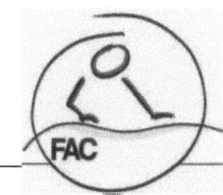

Mittelfuss

Test und Behandlung: Intermetatarsalgelenke

Gelenkstellung: Ruhestellung

Fixation: Metatarsale

Bewegungsraum: Translation

Bewegungsdynamik: Straffen - Dehnen

Anmerkung: Verbesserung der Supination - Pronation

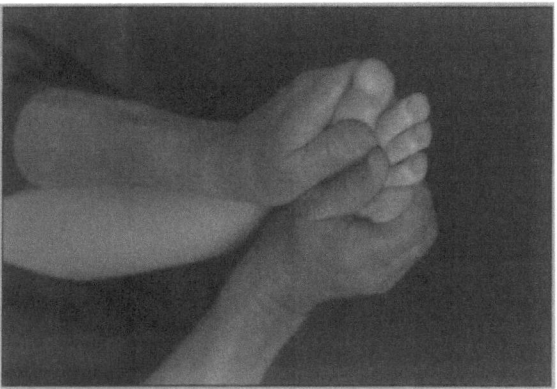

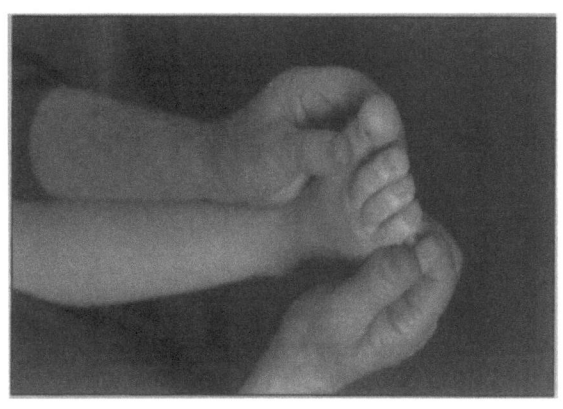

TECHNIK

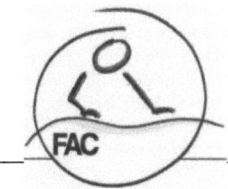

Fuss

Test und Behandlung:	Tarso- Metatarsalgelenke
Gelenkstellung:	Ruhestellung
Fixation:	Tarsus
Bewegungsraum:	Traktion - Translation
Bewegungsdynamik:	Lösen - Straffen - Dehnen
Anmerkung:	Verbesserung der Abrollung - Supination - Pronation

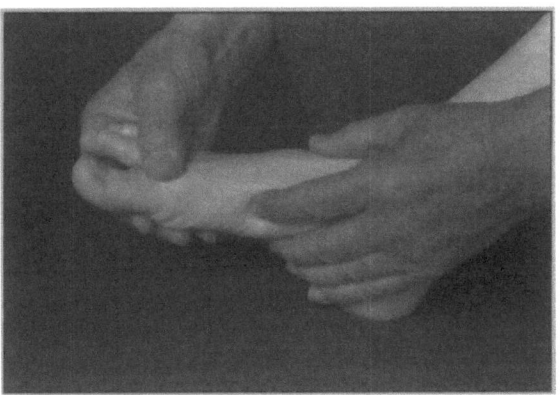

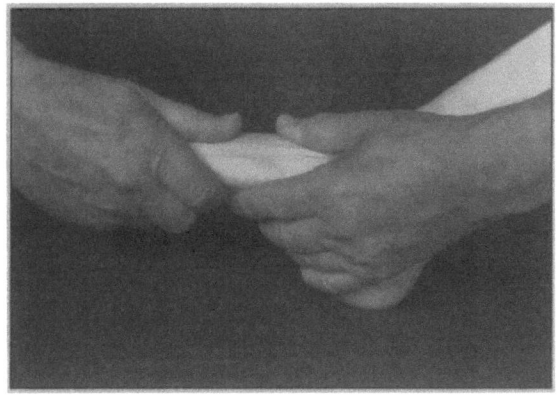

TECHNIK

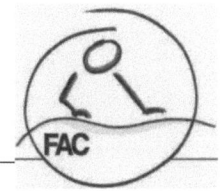

Fuss

Test und Behandlung:	Naviculare-Cuneiforme gegen Cuboideum Cuboideum gegen Naviculare und Cuneiforme III
Gelenkstellung:	Ruhestellung
Fixation:	Naviculare- Cuneiforme III
Bewegungsraum:	Translation
Bewegungsdynamik:	Straffen - Dehnen
Anmerkung:	

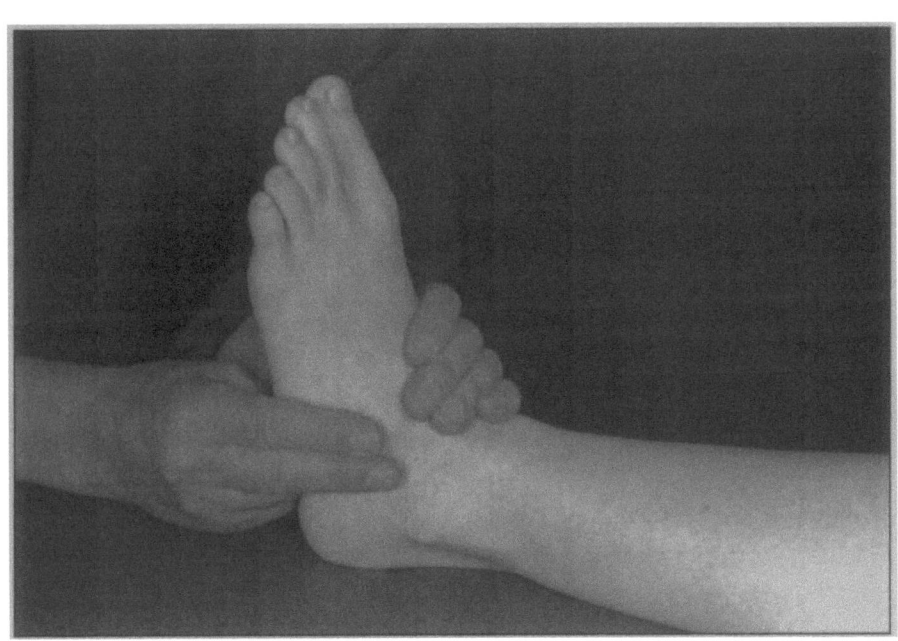

TECHNIK

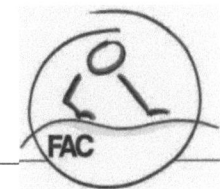

Fuss

Test und Behandlung:	Mediale Gelenkreihe
Gelenkstellung:	Ruhestellung - Behandlungsstellung
Fixation:	Talushals - Naviculare - Cuneiforme I
Bewegungsraum:	Traktion - Translation
Bewegungsdynamik:	Lösen - Straffen - Dehnen
Anmerkung:	Bewegt werden Naviculare - Cuneiforme I - Metatarsale I

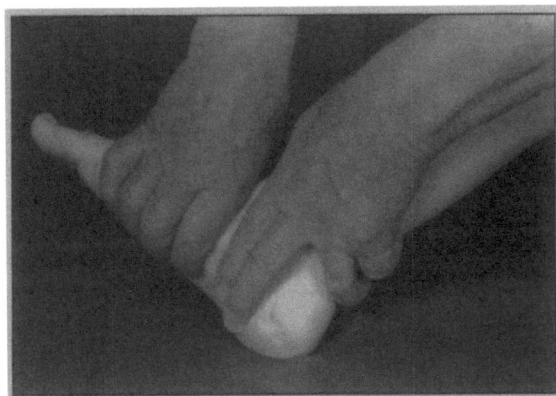
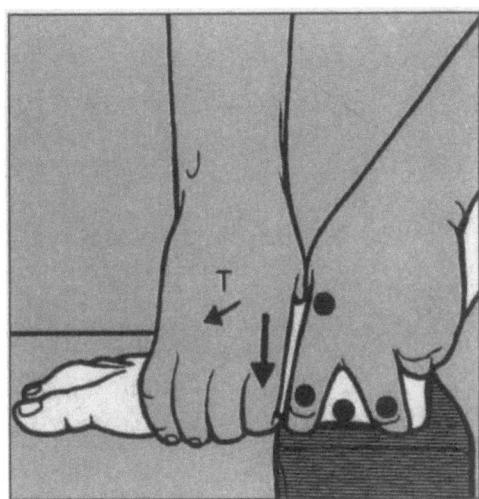

Fußwurzel. Naviculare: plantar
(H.Frisch, Kursheft E2/E3 der FAC)

TECHNIK

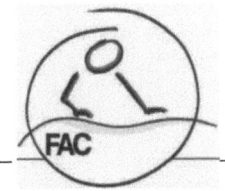

Fuss

Test und Behandlung: Laterale Gelenkreihe

Gelenkstellung: Ruhestellung - Behandlungsstellung

Fixation: Calcaneus - Cuboideum -

Bewegungsraum: Traktion - Translation

Bewegungsdynamik: Lösen - Straffen - Dehnen

Anmerkung: Bewegt werden Cuboideum - Metatarsale V

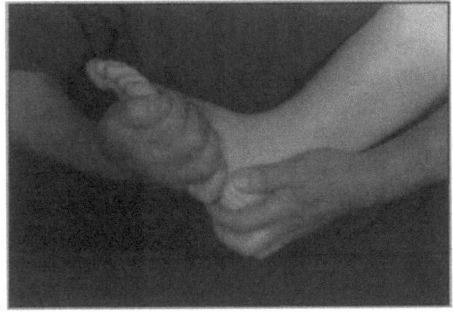 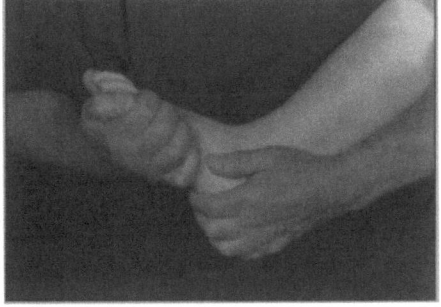

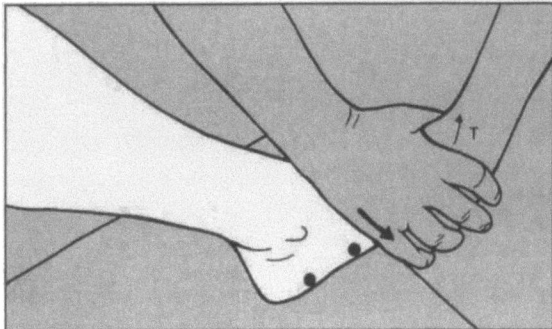

Fußwurzel. Cuboideum: plantar
(H.Frisch, Kursheft E2/E3 der FAC)

TECHNIK

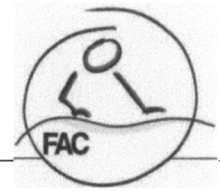

Fuss

Test und Behandlung:	Calcaneus unteres Sprunggelenk
Gelenkstellung:	Ruhestellung
Fixation:	Talushals
Bewegungsraum:	Traktion - Translation medial - lateral
Bewegungsdynamik:	Lösen - Straffen - Dehnen
Anmerkung:	Straffung der Achillessehne vermeiden

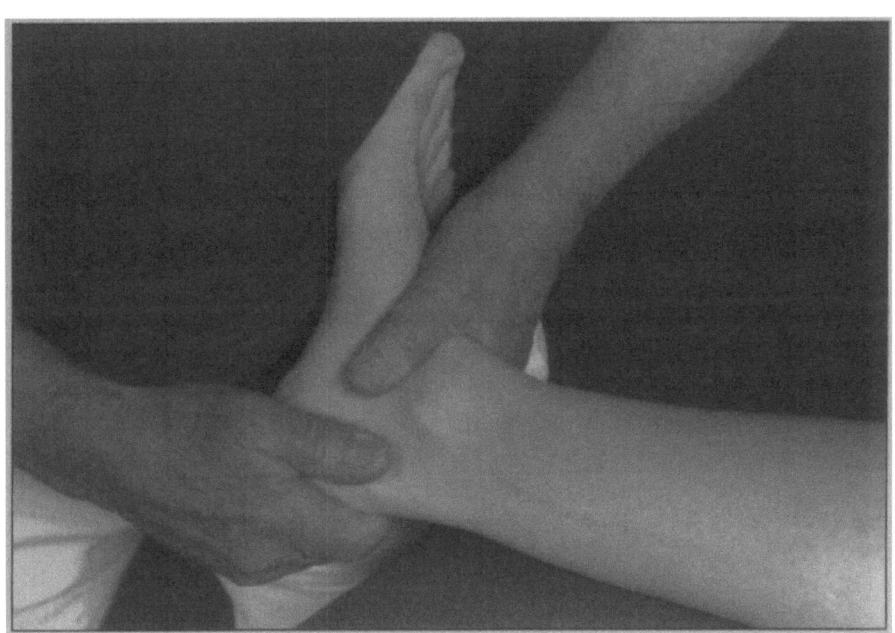

TECHNIK

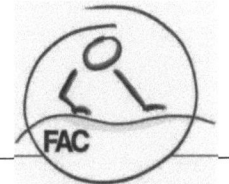

Oberes Sprunggelenk

Test und Behandlung: Traktion

Gelenkstellung: Ruhestellung

Fixation: Unterschenkel Schwerkraft auf Unterlage

Bewegungsraum: Traktion

Bewegungsdynamik: Lösen - Straffen - Dehnen

Anmerkung:

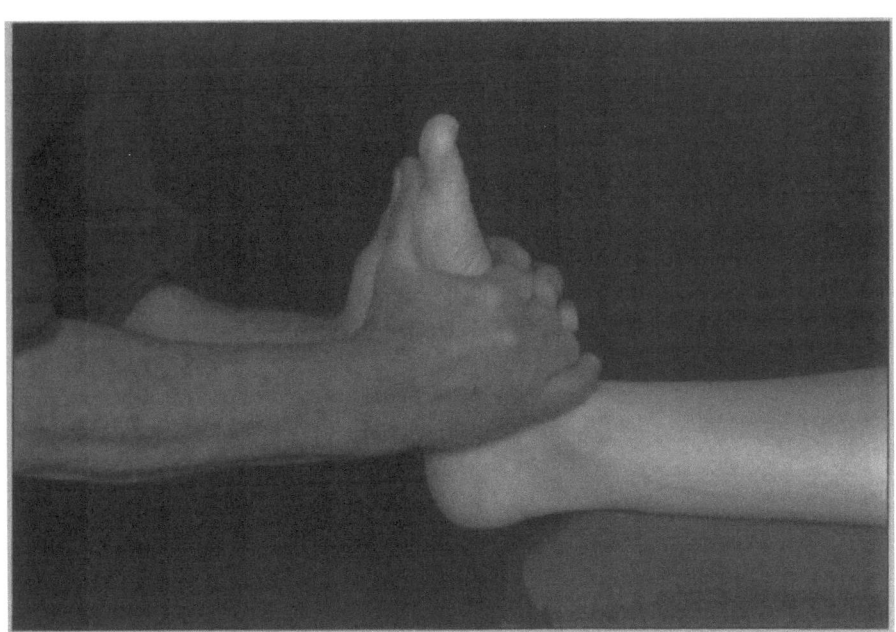

TECHNIK

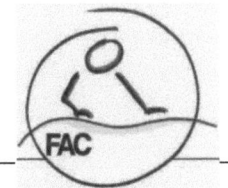

Oberes Sprunggelenk

Test und Behandlung:	Dorsalextension - Plantarflexion
Gelenkstellung:	Behandlungsstellung
Fixation:	Tibia - Fibula
Bewegungsraum:	Translation ventral - dorsal
Bewegungsdynamik:	Straffen - Dehnen

Anmerkung:

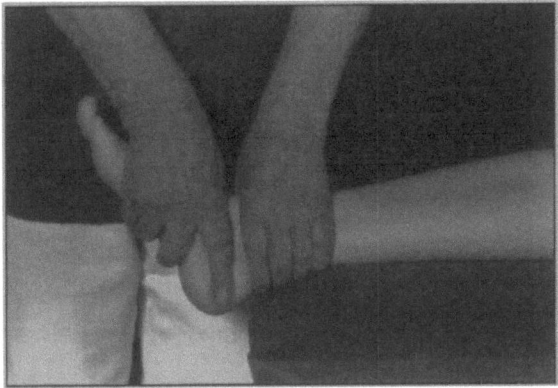

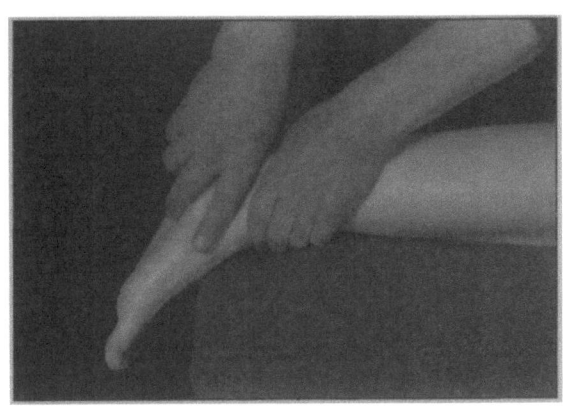

TECHNIK

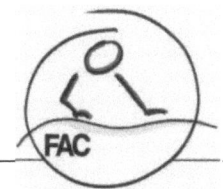

Tibiofibulargelenke

Test und Behandlung: Proximal - distal

Gelenkstellung: Ruhestellung

Fixation: jeweils Tibia

Bewegungsraum: Translation

Bewegungsdynamik: Straffen - Dehnen

Anmerkung:

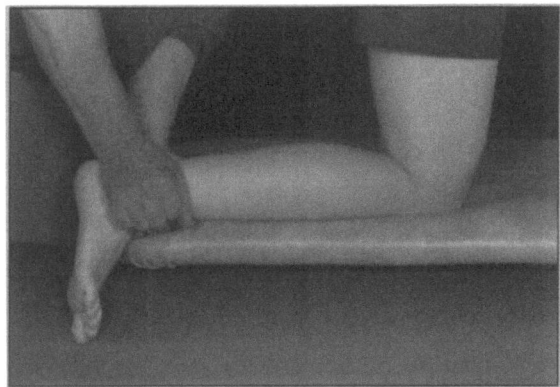

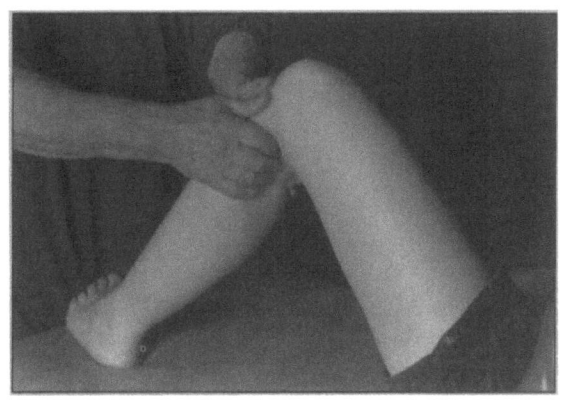

ANATOMIE

Inspektion und Palpation Knie

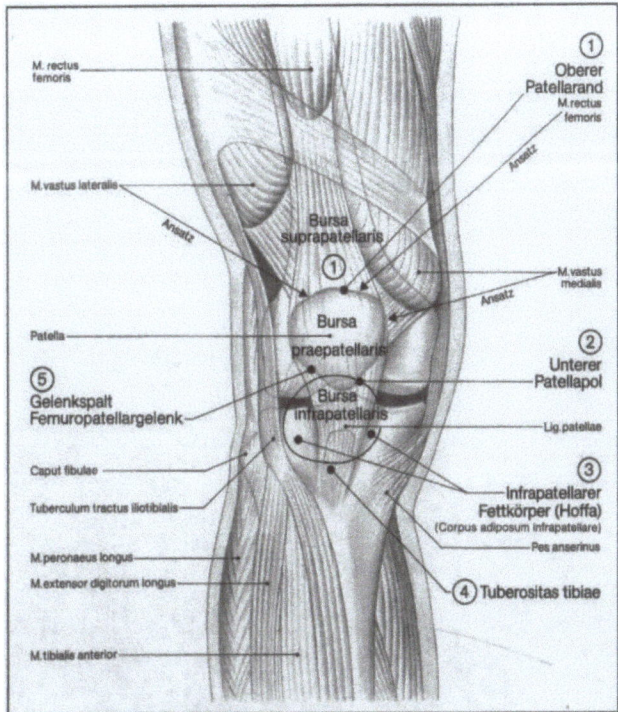

Knievorderseite (Patellarregion)

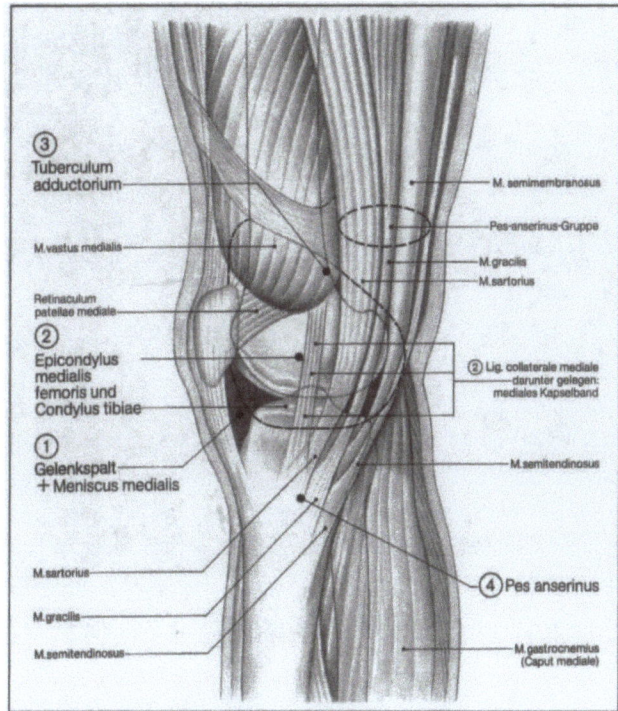

Knieinnenseite (Condylus medialis)

ANATOMIE

Inspektion und Palpation Knie

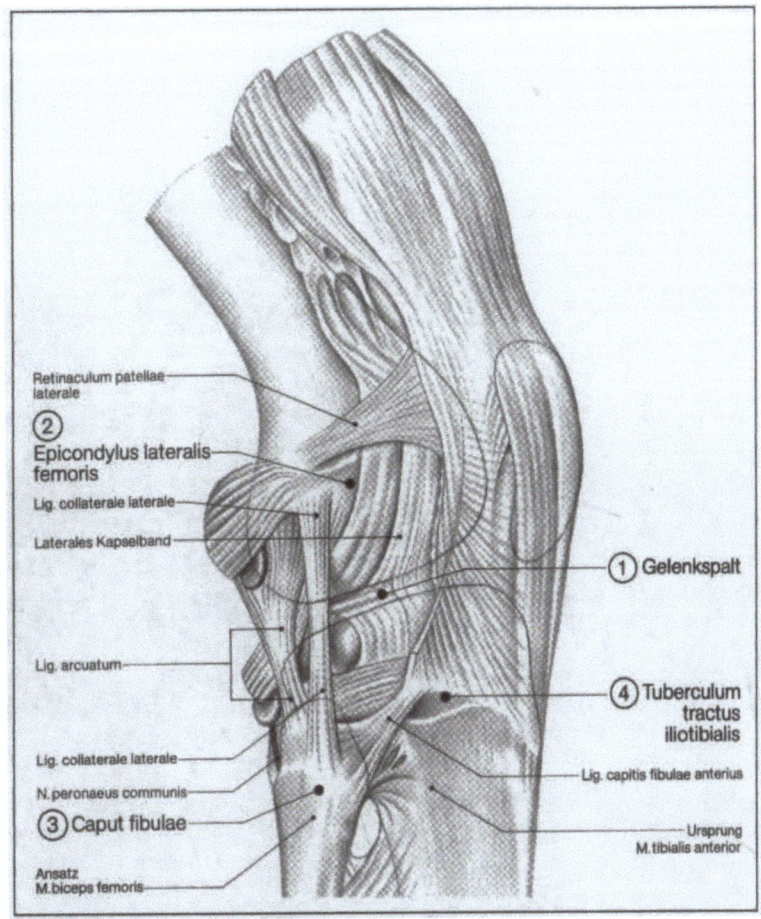

Knieaußenseite (Condylus lateralis)

TECHNIK

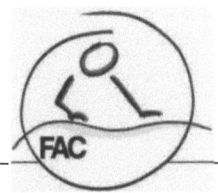

Knie

Test und Behandlung:	Patellagleiten
Gelenkstellung:	Ruhestellung
Fixation:	Bein auf Unterlage
Bewegungsraum:	Seitliches und distales Gleiten der Patella
Bewegungsdynamik:	Straffen - Dehnen
Anmerkung:	Kompression vermeiden!

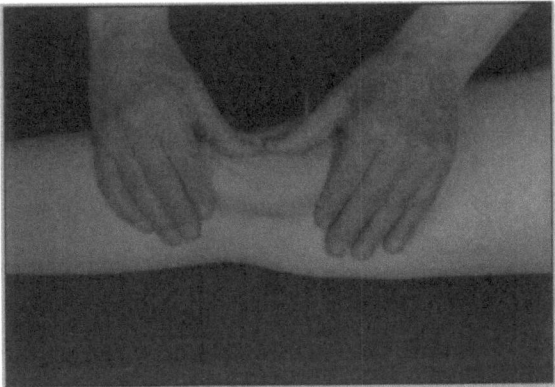

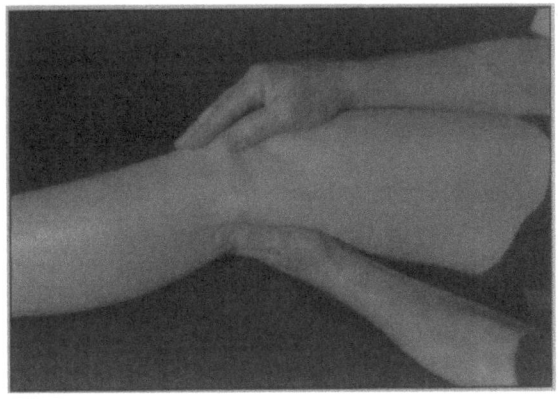

TECHNIK

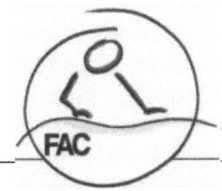

Knie

Test und Behandlung:	Femurotibialgelenk
Gelenkstellung:	Ruhestellung - Behandlungsstellung
Fixation:	Oberschenkel
Bewegungsraum:	Traktion
Bewegungsdynamik:	Lösen - Straffen - Dehnen
Anmerkung:	

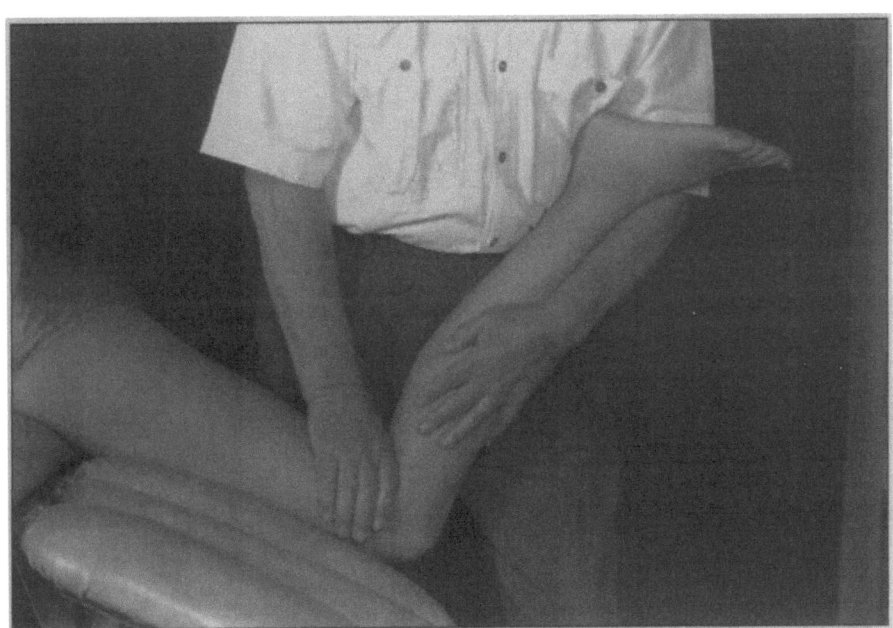

TECHNIK

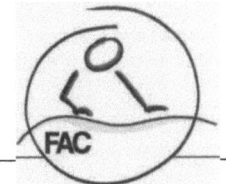

Knie

Test und Behandlung:	Femurotibialgelenk in Beugung
Gelenkstellung:	Ruhestellung - Behandlungsstellung
Fixation:	Oberschenkel
Bewegungsraum:	Traktion - Translation nach dorsal
Bewegungsdynamik:	Lösen - Straffen - Dehnen
Anmerkung:	

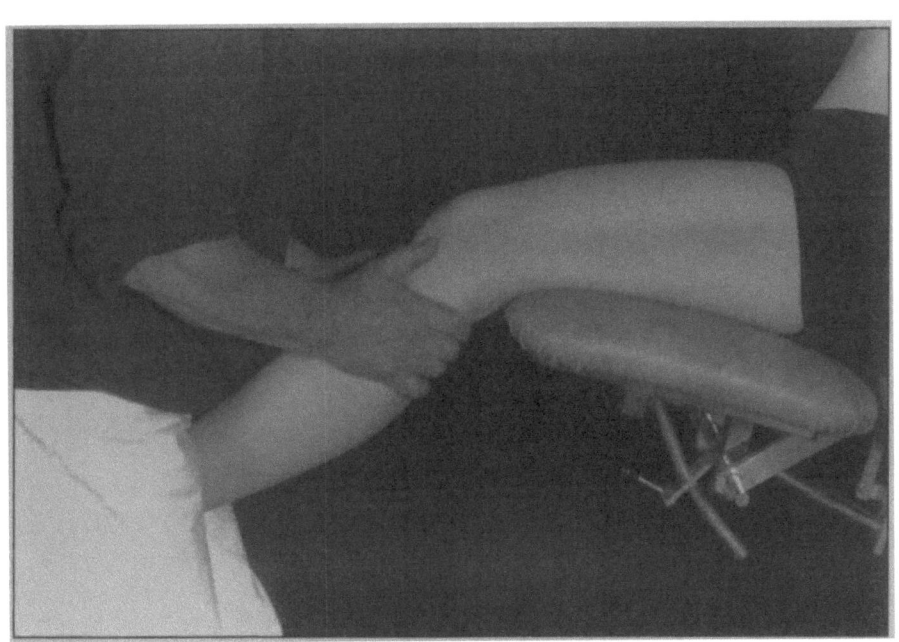

TECHNIK

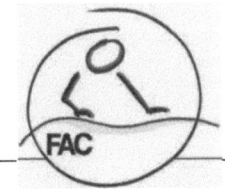

Knie

Test und Behandlung: Femurotibialgelenk in Streckung

Gelenkstellung: Ruhestellung - Behandlungsstellung

Fixation: Oberschenkel

Bewegungsraum: Traktion - Translation nach ventral

Bewegungsdynamik: Lösen - Straffen - Dehnen

Anmerkung:

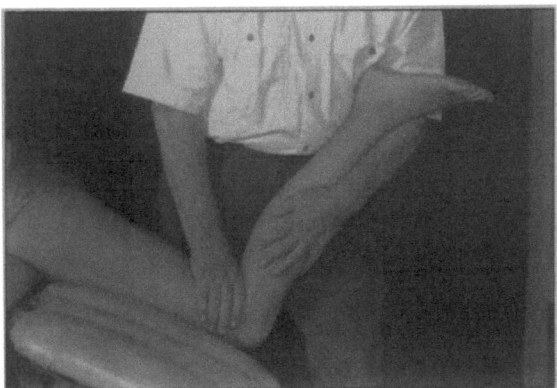

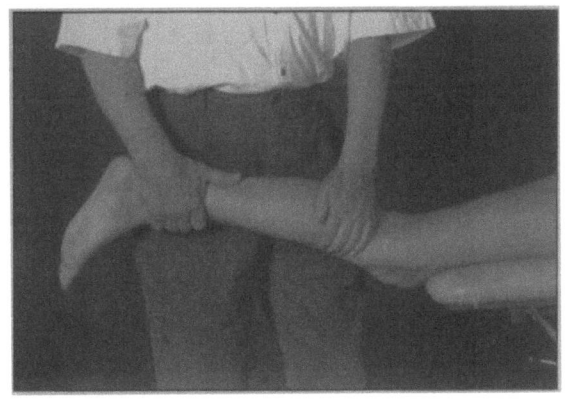

ANATOMIE

Inspektion und Palpation Hüfte

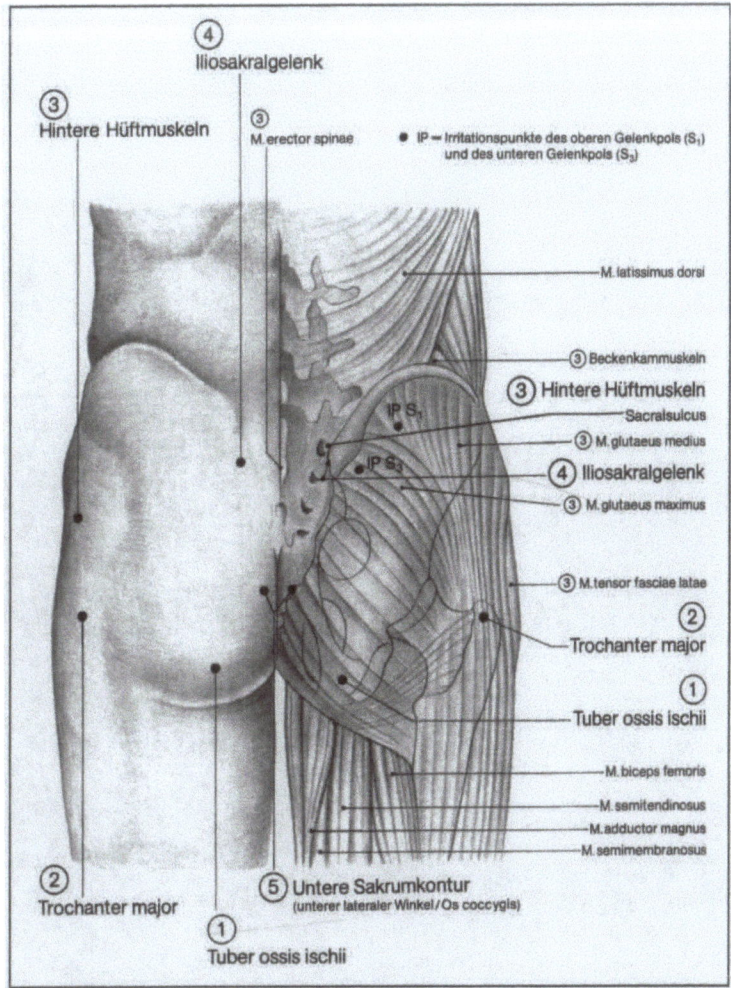

Palpationskreis Becken dorsal (Übersicht)

ANATOMIE

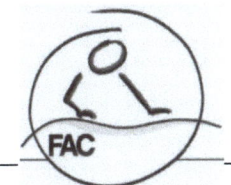

Inspektion und Palpation Hüfte

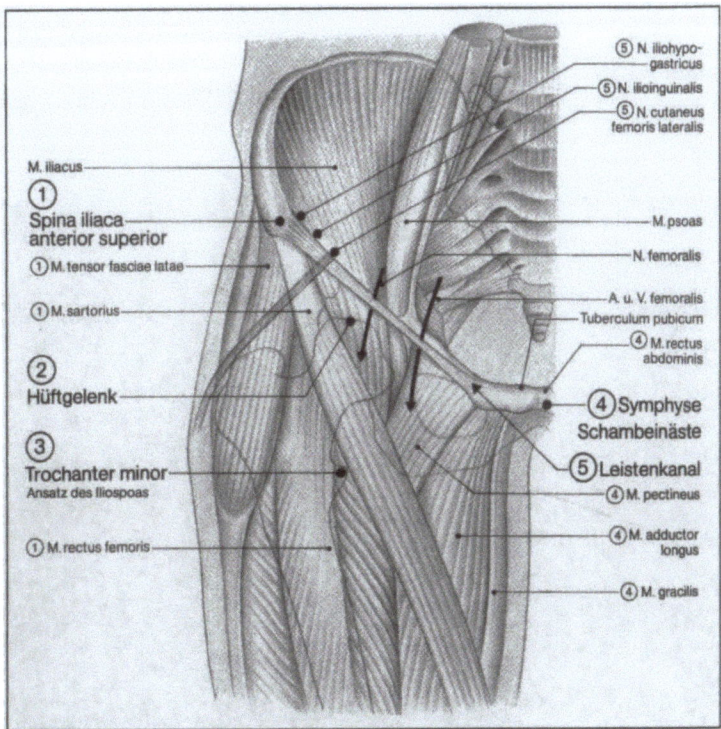

Palpationskreis Becken ventral (Übersicht)

TECHNIK

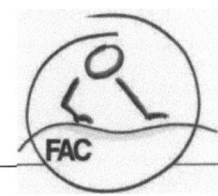

Hüfte

Test und Behandlung:	Gelenkspiel verbessern
Gelenkstellung:	Ruhestellung
Fixation:	Becken - Schwerkraft
Bewegungsraum:	Traktion (Entlastung)
Bewegungsdynamik:	Lösen - Straffen
Anmerkung:	Bei instabilem Knie hüftnahe Handfassung wählen

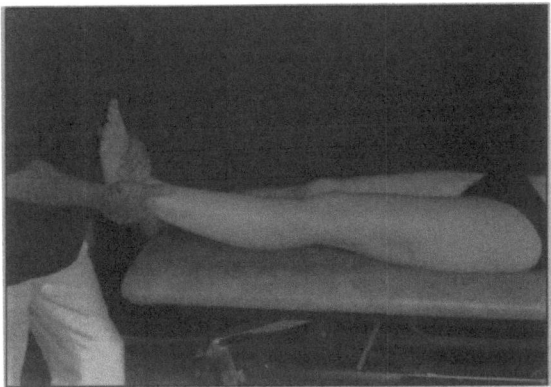

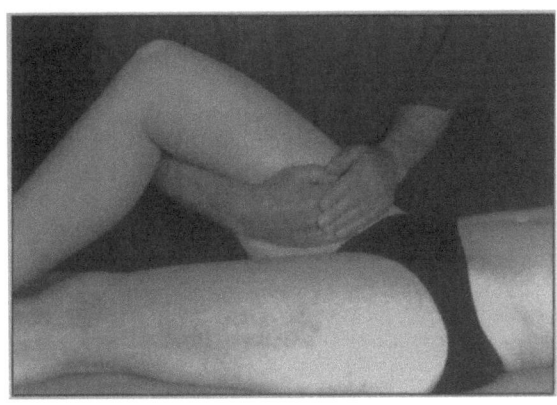

TECHNIK

Hüfte

Test und Behandlung:	Rotationseinschränkung
Gelenkstellung:	Behandlungsstellung IRO - ARO
Fixation:	rotiertes Hüftgelenk
Bewegungsraum:	Rotatorischer Schub auf das Ilium
Bewegungsdynamik:	Straffen - Dehnen
Anmerkung:	Keine Translationstechnik, anguläre Bewegung

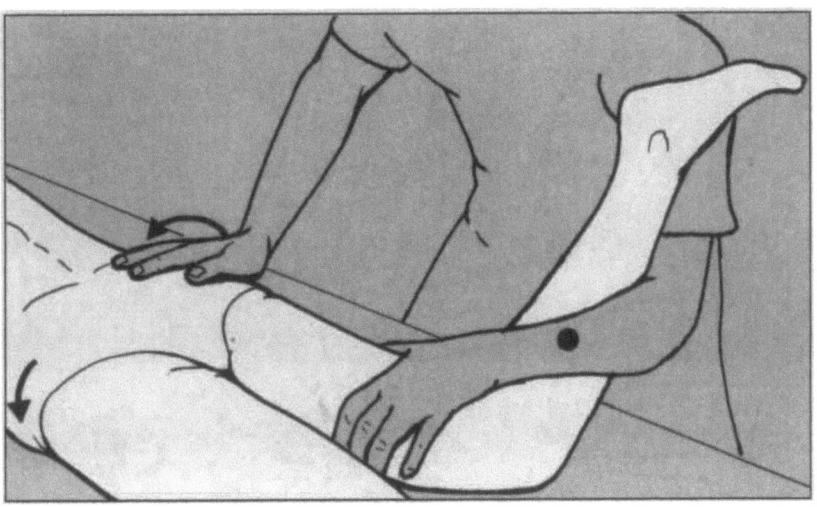

TECHNIK

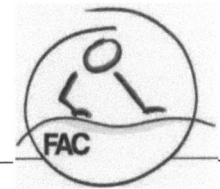

Hüfte

Test:	Abduktionstest (Patrick - Kubis)
Gelenkstellung:	Gebeugte Hüfte - Fuß an mediale Knieseite lehnen
Fixation:	Becken
Bewegungsraum:	Oberschenkel geführt abduzieren
Bewegungsdynamik:	Endgefühl testen
Anmerkung:	Positiver Test durch vermehrte Adduktorenspannung bei Affektionen der Hüfte oder des ISG

Hüfte

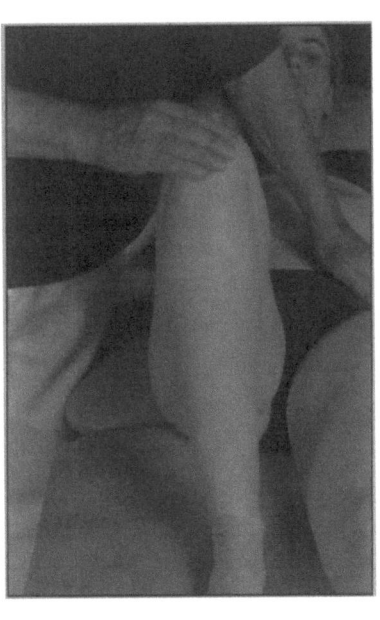
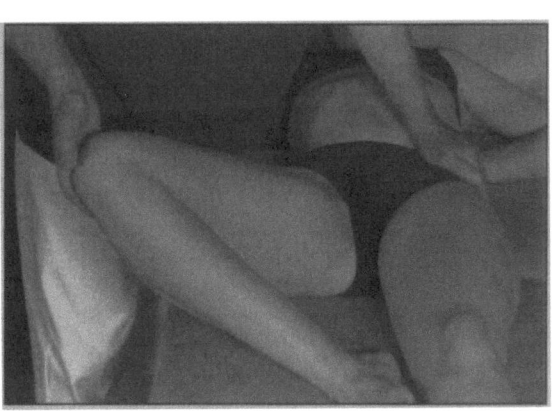

ANATOMIE

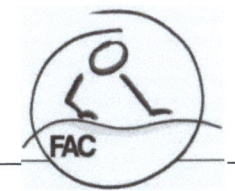

Inspektion und Palpation LBH / ISG

Inspektion: Statisch - dynamisch - Gehen auf der Stelle

Palpation in Rückenlage: Trochanter major

Tractus iliotibialis

M. tensor fasciae latae

M. iliacus

Hüftgelenk

Symphyse

SIAS - spina iliaca anterior superior (Beurteilung bezüglich Stellung)

M. psoas

Muskelursprünge an der spina iliaca anterior superior

LBH / ISG

TECHNIK

ISG

Test und Behandlung:	Vorlauf im Stehen
Ausgangsstellung:	Stand, Hüften und Knie leicht flektiert
Fixation:	Daumen caudal an SIPS
Bewegungsraum:	Flexion der LWS
Bewegungsdynamik:	Patient aktiv
Anmerkung:	Vorlauf: Beckenverwringung - ISG-Blockierung - Muskelreflektorisches Kettenphänome

LBH / ISG

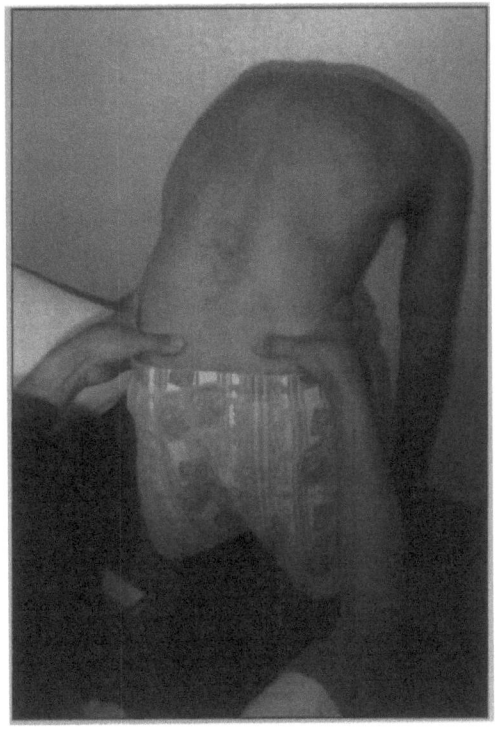

ANATOMIE

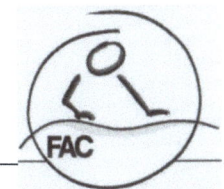

Inspektion und Palpation LBH / ISG

Palpation in Bauchlage: Tuber ischiadicum

Trochanter major

Fossa trochanterica

Muskulatur: M.tensor fasciae latae, Glutaeen, M. erector spinae

Crista iliaca

DFS LWK 4 und 5

Sulcus sacralis

Spina iliaca posterior superior (SIPS)

ISG

Hiatus sacralis

Sakrumkontur caudolateral (Bandansätze, ILA - unterer lateraler Winkel)

LBH / ISG

TECHNIK

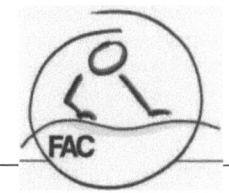

ISG

Test und Behandlung:	Hebe- Schütteltest
Ausgangsstellung:	Bauchlage des Patienten
Fixation:	Sacrum und Ilium homolateral. Palpierender Finger im Sulcus
Bewegungsraum:	joint play
Bewegungsdynamik:	Schütteln zur Prüfung der Beweglichkeit Heben zur Prüfung des Endgefühls - Bewegungsausmaß
Anmerkung:	Beckenrotation vermeiden

LBH / ISG

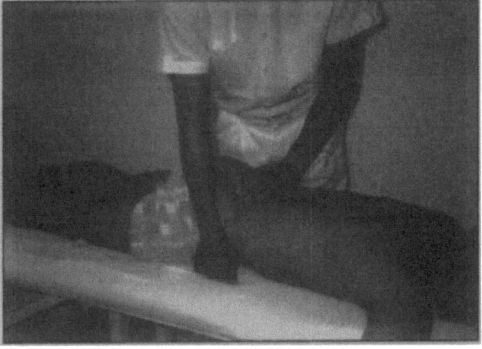

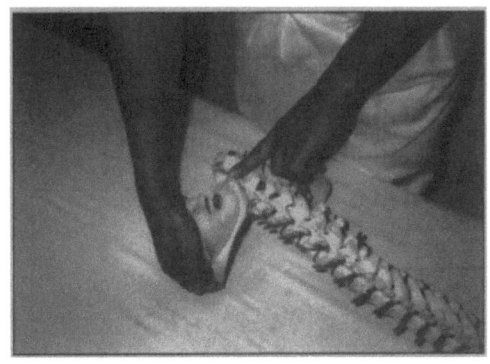

TECHNIK

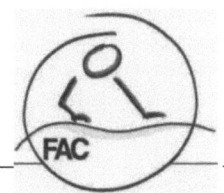

ISG

Test und Behandlung:	Mobilisation des Ilium nach ventral
Ausgangsstellung:	Bauchlage des Patienten
Fixation:	Fixation des Sacrums am gegenseitigen unteren lateralen Winkel
Bewegungsraum:	Ilium nach ventral
Bewegungsdynamik:	Atemsynchron mobilisieren
Anmerkung:	Alternativ: Fixation Ilium, Bewegungsraum Sacrumbasis dorsal

LBH / ISG

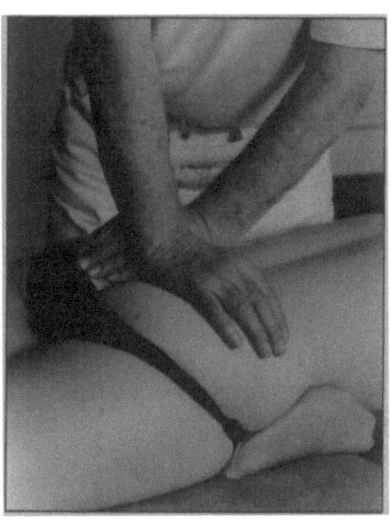
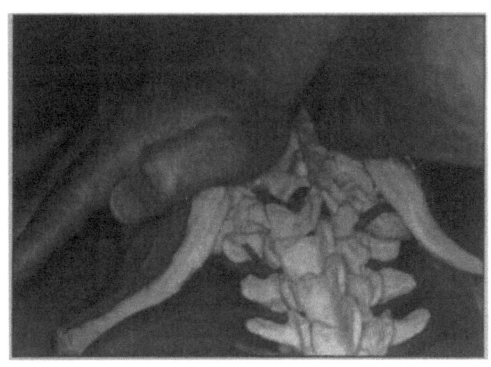

ANATOMIE

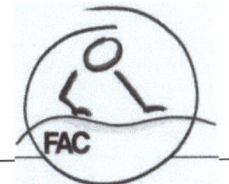

Inspektion LWS

Inspektion im Stehen: Statisch (Beckentypen, Stellung)

Dynamisch:
Gewohnheits- und Alltagsbewegung-
Arbeitsbewegung

LWS- Gesamtbewegung in 3 Ebenen

Kombinierte Bewegung

Neurologische Tests

Fersenfall- Test

TECHNIK

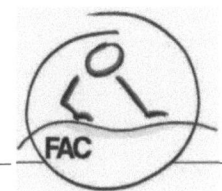

LWS

Test und Behandlung:	Flexion segmental
Ausgangsstellung:	Patient im Tubersitz
Palpation:	Zwischen den Dornfortsätzen
Bewegungsraum:	Flexion aus Extensionsstellung
Bewegungsdynamik:	Rollen über Tuber ossis ischii
Anmerkung:	Technik dient zur Bewegungs- und Palpationsschulung des Therapeuten

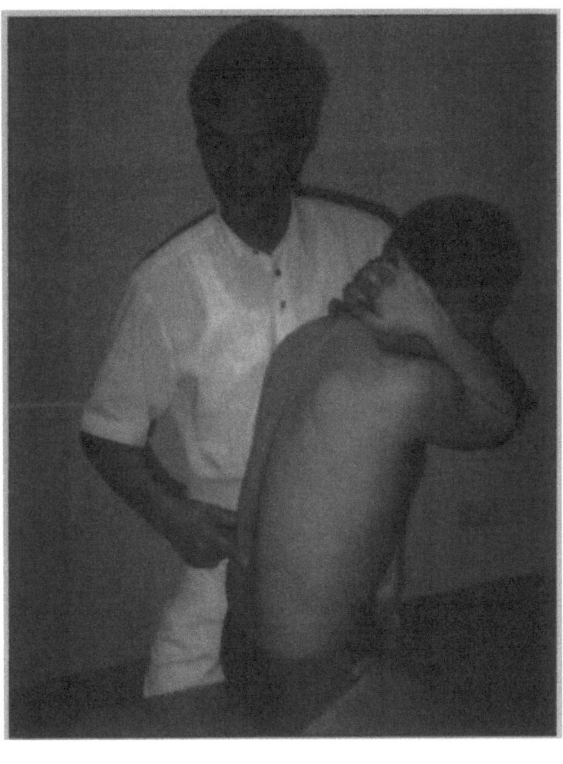

ANATOMIE

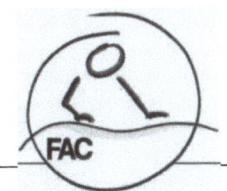

Inspektion und Palpation LWS

Palpation in Bauchlage: Haut- und Unterhautgewebe

    Oberflächliche und tiefe segmentale Muskulatur auf Hyper-, Hypotonus und Schmerz

    Dornfortsätze: Schmerzrosette (Periostschmerz)

    Ligamenta supraspinalia + interspinalia

    Kibler - Falte

Anmerkung: Lordose ausgleichen - Struktur- und Schmerzpalpation

LWS

TECHNIK

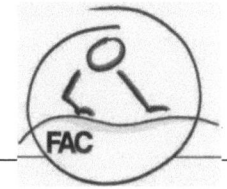

LWS

Test: Flexion und Extension segmetal

Ausgangsstellung: Patient in Seitlage

Palpation: Zwischen den Dornfortsätzen

Bewegungsraum: Extension und Flexion jeweils aus Mittelstellung

Bewegungsdynamik: Untersuchung von caudal nach cranial

Anmerkung:

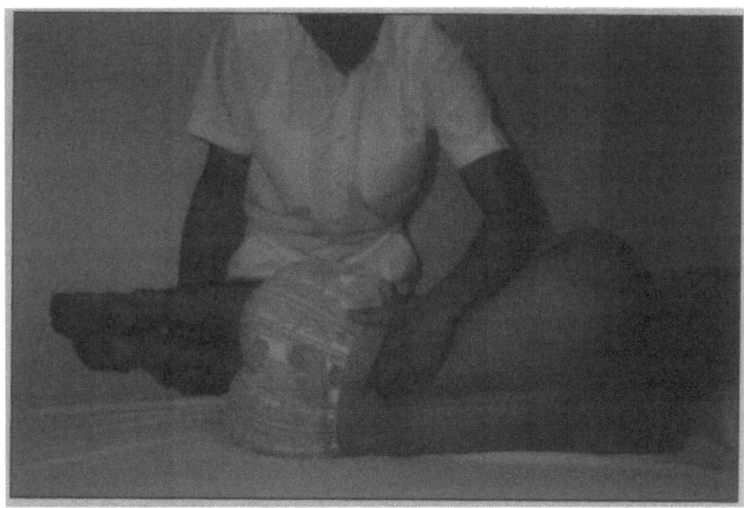

TECHNIK

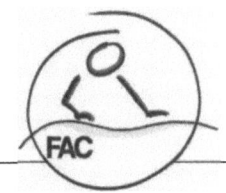

LWS

Test und Behandlung:	Unspezifische Flexionsmobilisation
Ausgangsstellung:	Patient in stabiler Seitenlage, ev. Patientenknie auf Therapeutenoberschenkel ruhend
Fixation:	Daumen und Zeigefinger umfassen kranialen Processus spinosus, kaudale Hand auf Sacrum
Bewegungsraum:	Mobilisieren durch Verstärkung der Flexion
Bewegungsdynamik:	Straffen - Dehnen
Anmerkung:	Postisometrische Relaxation

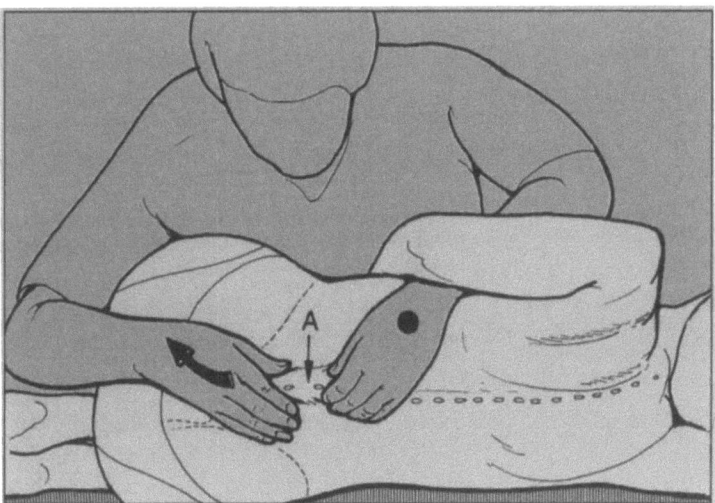

Mobilisation LWS in Flexion
(H.Frisch, Kursheft W2/W3 der FAC)

ANATOMIE

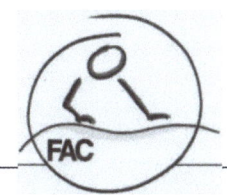

Inspektion und Palpation BWS

Palpation: DFS TH 1 + TH 3 + TH 7

Spina scapulae - oberer innerer Schulterblattwinkel

Angulus inferior scapulae

Inspektion dynamisch: Bewegung in drei Ebenen

Kombinierte physiologische Bewegungen aktiv geführt

TECHNIK

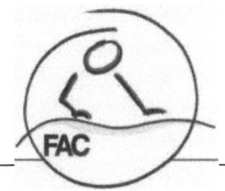

BWS

Test und Behandlung:	Segmentale Untersuchung der Extension - Flexion TH 5 - TH 12
Ausgangsstellung:	Patient im Tubersitz
Palpation:	Zwischen den Dornfortsätzen
Bewegungsraum:	Extension und Flexion aus Mittelstellung
Bewegungsdynamik:	Endgefühl zur Schulung der Palpation
Anmerkung:	

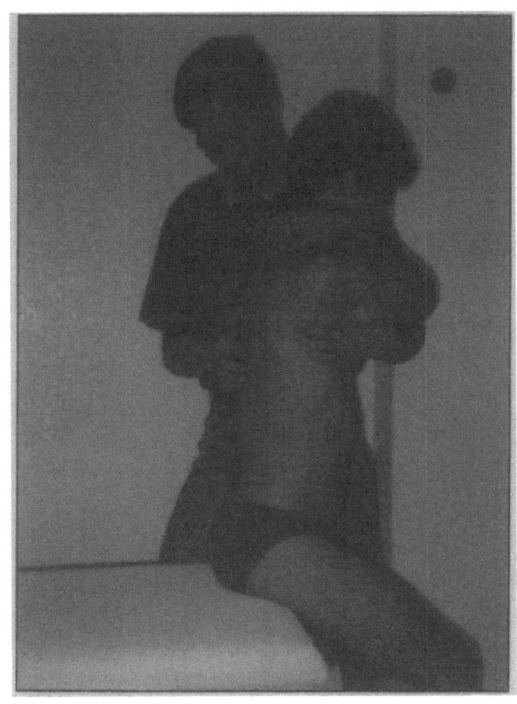
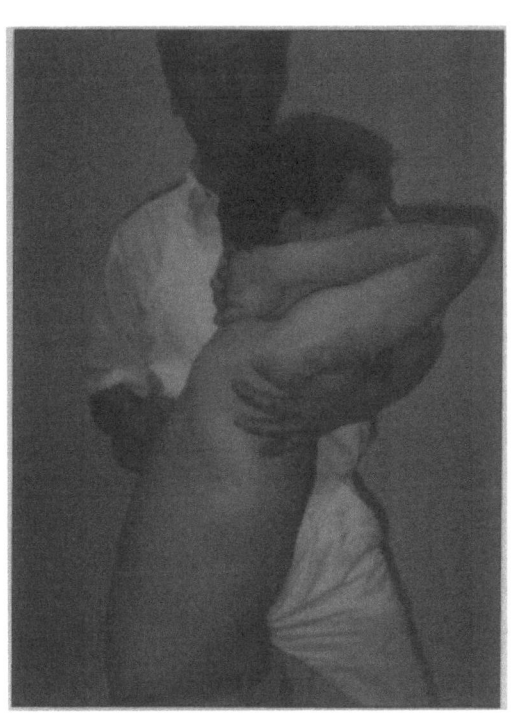

TECHNIK

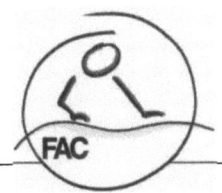

BWS

Test und Behandlung:	Traktion (Zwischenwirbelraum)
Ausgangsstellung:	Patient im Sitz
Fixation:	Pharaonengriff des Patienten, Kontakt am Thorax oder kontralateralen Ellenbogen
Bewegungsraum:	Traktion
Bewegungsdynamik:	Gewichtsverlagerung des Therapeuten auf das hintere Bein
Anmerkung:	Anderer Schüler soll zwischen den Dornfortsätzen palpieren, ob die Traktion ankommt

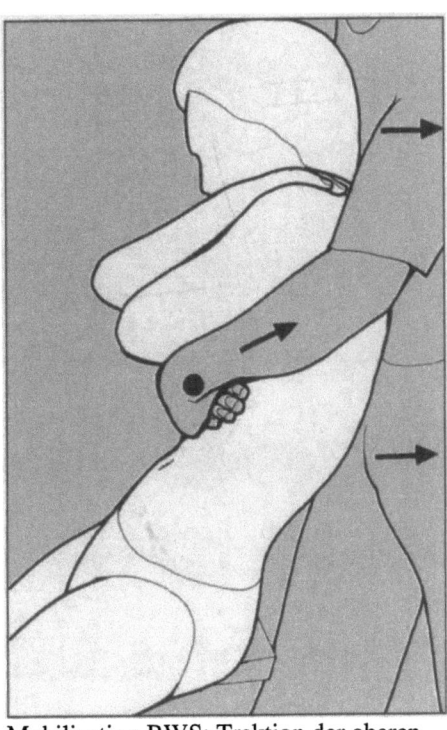

Mobilisation BWS: Traktion der oberen
BWS als Probebehandlung
(H.Frisch, Kursheft W2/W3 der FAC)

ANATOMIE

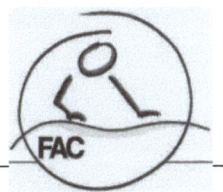

Inspektion und Palpation Rippen

Test und Behandlung:	Inspektion und Palpation der Rippen - Atmung
Ausgangsstellung:	Patient in Rückenlage
Palpation:	Auflegen der Finger zwischen die Rippen
Bewegungsraum:	Atemexkursion
Bewegungsdynamik:	Patient atmet normal und maximal nach Anweisung des Therapeuten
Anmerkung:	Kraniale Rippen von kranial palpieren, kaudale Rippen von kaudal und lateral etagenweise palpieren (Pumpenschwengelbewegung kranial - Eimerhenkelbewegung kaudal)

Rippen

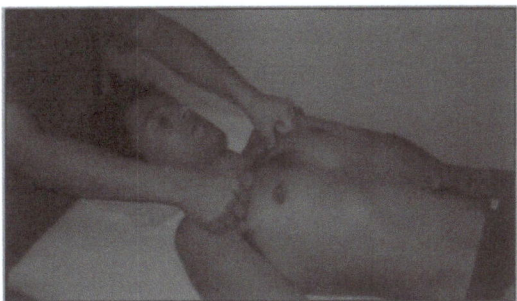

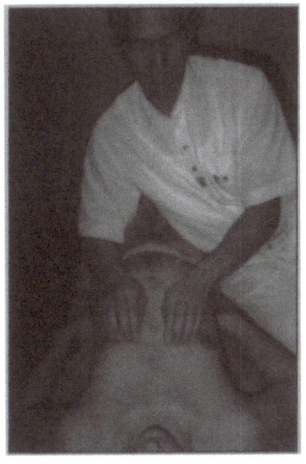
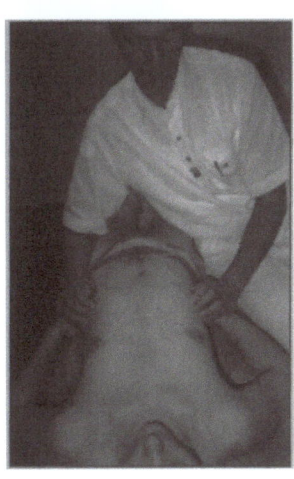

ANATOMIE

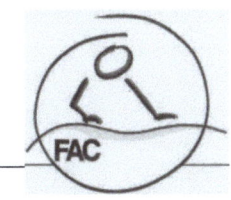

Inspektion und Palpation HWS

Inspektion statisch: Gewohnheitsstellung - korrigierte Stellung

Inspektion dynamisch: Flexion (aktiv geführt)

                                            „kleines Ja" - Nutation

                                            „großes Ja" - Vorbeuge

                                            Extension (aktiv geführt) von oben beginnend

                                            Kombinierte physiologische Bewegung
                                            (aktiv geführt)

                                            --- in Flexion mit Seitneigung und gleichsinniger
                                            Rotation = Divergenz

                                            --- in Extension mit Seitneigung und gleichsinniger
                                            Rotation = Konvergenz

Palpation im Sitzen: DFS C2
                                            DFS C6 - C7 - Th1
                                            Facettenreihe

HWS

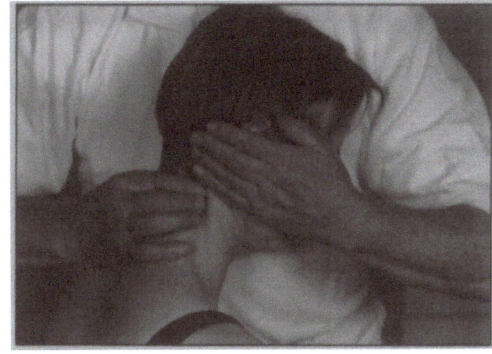
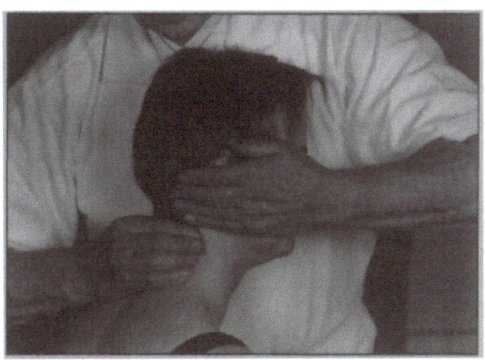

TECHNIK

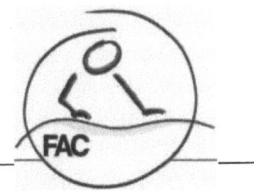

HWS

Test:	Kompressionstest nach Spurling auf Nervenwurzelkompression
Gelenkstellung:	Patient sitzt Für die foramina intervertebralia rechts: HWS in Rechtsneigung - Rechtsrotation - Extension
Fixation:	
Bewegungsraum:	In die maximale Einengung der Foramina intervertebralia rechts
Bewegungsdynamik:	Schwerkraft des Kopfes genügt
Anmerkung:	Nicht nachfedern! Bei Hinweis auf radikuläre Zeichen Kontraindikation für Mobilisation. Therapie: dreidimensionale Entlastung

TECHNIK

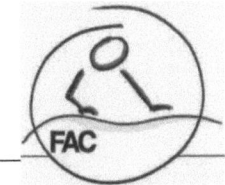

HWS

Test und Behandlung:	Traktion (Zwischenwirbelraum)
Ausgangsstellung:	Sitzender oder liegender Patient
Fixation:	Therapeut umfaßt Okziput des Patienten, Körperkontakt
Bewegungsraum:	Traktion bis in die untere HWS
Bewegungsdynamik:	Gewichtsverlagerung des Therapeuten nach hinten
Anmerkung:	Traktion nur in die HWS, übermäßige Traktion vermeiden. Kontrolle durch anderen Schüler möglich.

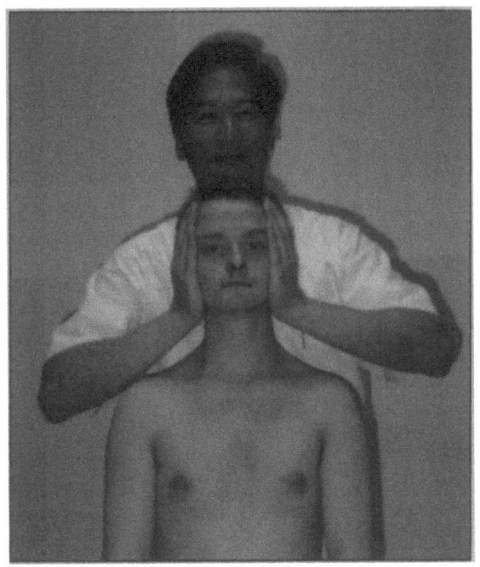

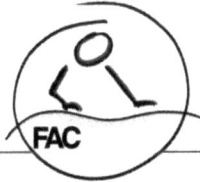

Literatur zur Manuellen Medizin / Therapie

(Diese Liste erhebt keinen Anspruch auf Vollständigkeit, Stand Dezember 1996)

H.D.Neumann
Einführung in die Manuelle Medizin
4., überarbeitete und ergänzte Auflage
Springer-Verlag Heidelberg
ISBN 3-540-57639-8

H.Baumgartner
J.Dvorák
T.Graf-Baumann
B.Terrier
Grundbegriffe der Manuellen Medizin
Terminologie, Diagnostik, Therapie
1. Auflage 1993
Springer-Verlag Heidelberg
ISBN 3-540-55833-0

H.Frisch
Programmierte Untersuchung des Bewegungsapparates
6. Auflage 1995
Springer-Verlag Heidelberg
ISBN 3-540-57954-0

H.Frisch
Programmierte Therapie am Bewegungsapparat
2. Auflage 1996
Springer-Verlag Heidelberg
ISBN 3-540-61324-2

H.-D.Wolff
Neurophysiologische Aspekte des Bewegungssystems
3., vollständig überarbeitete Auflage
Springer-Verlag Heidelberg
ISBN 3-540-51500-3

U.Streeck
Funktionelles Untersuchen und Behandeln der Extremitäten
1. Auflage 1996
Springer-Verlag Heidelberg
ISBN 3-540-60468-5

M.Eder H.Tilscher	**Chirotherapie** **Vom Befund zur Behandlung** 3., überarbeitete und erweiterte Auflage *Hippokrates Verlag Stuttgart* ISBN 3-7773-1154-5
K.Lewit	**Manuelle Medizin** 6., überarbeitete und ergänzte Auflage *Johann Ambrosius Barth Leipzig* ISBN 3-335-00288-1
R.Gustavsen R.Streeck	**Trainingstherapie** **im Rahmen der Manuellen Medizin** 3., überarbeitete Auflage 1997 *Georg Thieme Verlag Stuttgart* ISBN 3-13-654002-6
H.P.Bischoff	**Chirodiagnostische und** **chirotherapeutische Technik** 2., überarbeitete und erweiterte Auflage *PERIMED-spitta Verlag Balingen* ISBN 3-929587-36-X
H.P.Bischoff	**Manuelle Therapie für** **Physiotherapeuten** 2. Auflage 1994 *PERIMED-spitta Verlag Balingen* ISBN 3-929587-41-6
J.Sachse	**Manuelle Untersuchung und** **Mobilisationsbehandlung der** **Extremitätengelenke** 5. Auflage 1991 *Verlag Volk und Gesundheit Berlin* ISBN 3-333-00589-1

J.Sachse K.Schildt-Rudloff	**Manuelle Untersuchung und Mobilisationsbehandlung der Wirbelsäule** 2., überarbeitete Auflage *Verlag Ullstein Mosby Berlin* ISBN 3-86126-005-0
V.Janda	**Manuelle Muskelfunktionsdiagnostik** 3. überarbeitete Auflage 1994 *Verlag Ullstein Mosby Berlin* ISBN 3-86126-516-8
J.Dvorák V.Dvorák	**Manuelle Medizin - Diagnostik** 5., überarbeitete Auflage 1997 *Georg Thieme Verlag Stuttgart* ISBN 3-13-624604-7
W.Schneider J.Dvorák V.Dvorák Th.Tritschler	**Manuelle Medizin - Therapie** 3., überarbeitete Auflage 1997 *Georg Thieme Verlag Stuttgart* ISBN 3-13-682402-4
J.Dvorák V.Dvorák	**Checkliste Manuelle Medizin** 2. Auflage 1997 *Georg Thieme Verlag Stuttgart* ISBN 3-13-742301-5
I.A.Kapandji	**Funktionelle Anatomie** *Enke Verlag Stuttgart* Band I ISBN 3-432-94232-X Band II ISBN 3-432-94642-2 Band III ISBN 3-432-94652-X
St.Hoppenfeld	**Klinische Untersuchung der Wirbelsäule und Extremitäten** 2. Auflage 1992 *Gustav Fischer Verlag Stuttgart* ISBN 3-437-00673-8

If you have any concerns about our products,
you can contact us on
ProductSafety@springernature.com

In case Publisher is established outside the EU,
the EU authorized representative is:
**Springer Nature Customer Service Center GmbH
Europaplatz 3, 69115 Heidelberg, Germany**

Printed by Libri Plureos GmbH
in Hamburg, Germany